U0245840

麻醉专科护理
操作技术

Anesthesia Specialist Care Operation Techniques

主　审　姚尚龙　李秀云

主　编　兰　星　余　遥

副主编　黄　婷　陈庆红　沈萌萌　黄陈红

人民卫生出版社
·北京·

图书在版编目（CIP）数据

麻醉专科护理操作技术 / 兰星，余遥主编 . -- 北京 ：人民卫生出版社，2024. 6. -- ISBN 978-7-117-36396-9

Ⅰ. R473. 6

中国国家版本馆 CIP 数据核字第 2024L1V508 号

人卫智网	www.ipmph.com	医学教育、学术、考试、健康，购书智慧智能综合服务平台
人卫官网	www.pmph.com	人卫官方资讯发布平台

麻醉专科护理操作技术
Mazui Zhuanke Huli Caozuo Jishu

主　　编：兰　星　余　遥
出版发行：人民卫生出版社（中继线 010-59780011）
地　　址：北京市朝阳区潘家园南里 19 号
邮　　编：100021
E - mail：pmph @ pmph.com
购书热线：010-59787592　010-59787584　010-65264830
印　　刷：三河市宏达印刷有限公司
经　　销：新华书店
开　　本：787 × 1092　1/16　　印张：8
字　　数：180 千字
版　　次：2024 年 6 月第 1 版
印　　次：2024 年 7 月第 1 次印刷
标准书号：ISBN 978-7-117-36396-9
定　　价：58.00 元

打击盗版举报电话：**010-59787491**　　**E-mail：WQ @ pmph.com**
质量问题联系电话：**010-59787234**　　**E-mail：zhiliang @ pmph.com**
数字融合服务电话：**4001118166**　　**E-mail：zengzhi @ pmph.com**

编 委
（以姓氏笔画为序）

冯　慧（十堰市太和医院）

兰　星（华中科技大学同济医学院附属协和医院）

孙翠翠（华中科技大学同济医学院附属协和医院）

李　强（武汉市中心医院）

李文奇（华中科技大学同济医学院附属同济医院）

李晓艳（荆州市第一人民医院）

余　遥（华中科技大学同济医学院附属同济医院）

沈萌萌（武汉大学中南医院）

陈庆红（华中科技大学同济医学院附属协和医院）

范　丽（武汉儿童医院）

胡少飞（华中科技大学同济医学院附属协和医院）

洪　琳（襄阳市中心医院）

袁　芳（鄂州市中心医院）

徐能梦（华中科技大学同济医学院附属同济医院）

黄　婷（武汉大学人民医院）

黄陈红（宜昌市中心人民医院）

窦法丽（武汉市第一医院）

蔡　琳（武汉市第四医院）

前　言

麻醉科作为医院中手术科室的平台学科,其地位日渐凸显,在现代医院效率提升与患者安全保障中发挥重要的主导作用,医院对麻醉科医师的能力要求越来越高,麻醉科对高素质的麻醉科护士的需求也越来越迫切。2017年,国家卫生和计划生育委员会办公厅印发《国家卫生计生委办公厅关于医疗机构麻醉科门诊和护理单元设置管理工作的通知》,通知要求有条件的医疗机构要设置麻醉科护理单元;2018年,国家卫生健康委员会等七部委联合下发了《关于印发加强和完善麻醉医疗服务意见的通知》,进一步要求二级以上医疗机构麻醉科设置麻醉科护士岗位,加强麻醉医疗服务;2019年,国家卫生健康委员会下发《国家卫生健康委办公厅关于印发麻醉科医疗服务能力建设指南(试行)的通知》,要求加强麻醉监护室和麻醉专科病房的建设。

随着麻醉学科的不断发展,业务范围的不断扩展,麻醉科专科护士在临床工作中的重要性也得到进一步的体现。为了更好地适应现代化医院对麻醉科医疗服务的要求,麻醉科专科护士的规范化培养和系统性评价显得尤为重要。麻醉科专科护士培训在国内刚刚起步,因麻醉科护理技术操作不同于其他临床专科,有着极强的专科性,其培训参考书非常有限。在实际教学中,因缺乏统一的培训参考书,很难实现麻醉科专科护士培养的同质化。显然,麻醉科专科护理同仁迫切需要一本专业的麻醉专科护理操作技术参考书。

《麻醉专科护理操作技术》的编写是顺应国家卫生健康委员会的号召,全面加强麻醉学科的医疗服务,培养麻醉学科护理能力。本书以常见麻醉仪器、麻醉监测技术、麻醉评估的护理操作为框架,结合临床常见问题,体现麻醉科专科护理的特点。包括五个章节的内容:基础护理技术,麻醉基础操作技术,麻醉设备操作流程,麻醉护理评估技术,麻醉护理配合流程。本书的读者对象是麻醉科专科护士以及麻醉护理专业的学生,部分内容也适用于重症监护病房的护理工作者。

本书由华中科技大学同济医学院附属协和医院和华中科技大学同济医学院附属同济医院牵头,湖北省麻醉科专科护士临床培训基地的护理同仁们共同完成编写。本书在编写过程中得到了湖北省麻醉质控中心和湖北省护理质控中心的大力支持,在近一年的编写过程中,编写团队对内容的取舍和增添以及存在的问题进行了认真的讨论和修改,以期望对我国麻醉科专科护理人才的培养提供帮助。

兰　星　余　遥

2023年9月于武汉

目　录

第一章
基础护理技术

第一节 约 束 法

约束法是指在医疗护理过程中,医护人员针对患者的特殊情况,因生理、心理等原因造成不能自主控制行为的患者,借助于各种约束工具用来限制患者身体或机体某部位活动的医疗保护措施,目的是最大限度地减少其他意外因素对患者的伤害,以达到维护患者安全与治疗效果。适用于麻醉未清醒、谵妄、躁动、精神异常、小儿不配合者、昏迷或其他原因而可能发生跌倒/坠床、撞伤、抓伤、非计划拔管等意外或不能配合治疗和护理操作的患者。

(一) 操作目的

1. 用于限制患者身体或肢体活动。

2. 保护患者安全,防止患者自伤或伤害他人。

3. 预防非计划拔管,跌倒/坠床等意外事件。

4. 确保治疗、护理的顺利进行。

(二) 操作前准备

1. 患者准备 评估患者病情、年龄、意识状态、肢体活动度、约束部位皮肤色泽、温度及完整性等;评估需使用约束具的种类和时间,协助患者取舒适安全体位。向患者和家属解释使用约束具的目的、方法、必要性、注意事项。评估患者和家属的心理状况,对使用约束具的认知和接受程度,消除恐惧与焦虑心理。

2. 环境准备 安静、整洁,温湿度适宜,光线充足。

3. 用物准备 约束具,衬垫,约束手套,快速手消毒剂。

4. 护士准备 服装整洁、无配饰,头发整齐,指甲整洁。

(三) 操作步骤

1. 双人核对医嘱。

2. 洗手,戴口罩,携用物至患者床边,双人核对患者身份信息。

3. 再次向患者和家属解释约束的必要性,约束具作用及使用方法,取得配合。必要时签署知情同意书。

4. 指导患者和家属配合的方法,协助患者取合适卧位,根据患者病情选择合适的约束法。

5. 肢体约束法

(1)根据患者情况选择暴露腕部、膝部、踝部。

(2)用约束具上的海绵体部分包裹相关部位,垫好衬垫,松紧适宜,以能伸进1~2根手指为原则。

(3)将系带打成双套结,将约束具固定于床沿。

(4)正确约束有效间距≥30cm。

6. 肩部约束法

(1)暴露患者双肩。

(2)将约束具置于患者双肩下,双侧腋下垫棉垫,约束具分别穿过患者腋下,上行肩部,绕过锁骨中线位置,与后背交叉,最后分别将系带固定于床头。

7. 约束手套法

(1)选择大小适宜手套。

(2)检查手套与患者皮肤接触处有无破损。

(3)佩戴手套,保持各手指功能位,垫好衬垫,系紧手套腕部,松紧适宜,以能伸进1~2根手指为原则。

(4)将手套系带固定于床沿。

8. 查看约束效果,肢体处于功能位及舒适体位,约束有效,有适当的活动度,血液循环良好。

9. 整理床单位及用物,洗手。

10. 记录约束原因、时间、部位,观察结果及皮肤血液循环情况。

(四) 注意事项

1. 严格掌握约束法的适应证,维护患者的自尊。使用前应向患者及家属说明使用的目的、方法、必要性及注意事项。

2. 患者约束只宜短期使用,如非必须使用,则尽可能不用,病情稳定或治疗结束后,应及时解除。使用时须注意患者的卧位,保持肢体及关节处于功能位。

3. 约束具使用安全、舒适,使用约束具时应放衬垫,固定松紧适宜,每2小时松解约束具1次,时间大于5min,并活动肢体,必要时局部按摩,促进血液循环。

4. 密切观察约束部位的皮肤状况,末梢循环,预防因约束不当造成的并发症。

5. 使用肩部约束和约束背心时,应观察患者呼吸和面色,保证其正常的呼吸功能。

6. 注意观察患者的心理变化,加强心理疏导和护理。

第二节　搬　运　法

搬运法主要用于运送不能自主活动的患者,外出做各种检查、治疗或者进行室外活动,以满足患者的需要。

(一) 操作目的

运送不能下床的患者。

(二) 操作前准备

1. 患者准备　了解患者病情、生命体征、意识状态、肢体肌力、配合能力;了解患者有无约束,各种管路情况;对清醒患者,解释操作目的以取得合作。

2. 环境准备　安静、整洁,温度和湿度适宜,光线充足。

3. 用物准备　平车、毛毯或棉被,必要时备中单、过床易(过床板)、快速手消毒剂。

4. 护士准备　服装整洁、无配饰,头发整齐,指甲整洁。

(三) 操作步骤

1. 检查平车性能,清洁平车。

2. 核对床号、姓名、住院号(呼唤患者、核对床头卡及腕带),评估患者。

3. 洗手,戴口罩,推平车至患者床旁。

4. 一人法(适用于儿科患者或体重较轻的患者)。

(1)移开床旁椅,推平车至患者床尾,使平车头端与床尾成钝角,固定平车。

(2)松开盖被,协助患者穿好衣服。

(3)将盖被平铺于平车上,患者移至床边。

(4)协助患者屈膝,搬运者一臂至患者腋下伸至对侧肩部外侧,一臂伸入患者大腿下。

(5)将患者双臂交叉于搬运者颈后并双手用力抱住搬运者。

(6)将患者托起,移步转身,将患者轻放于平车上,为患者盖好盖被。

(7)拉起平车护栏。

5. 双人法(适用于不能自主活动或体重较重者)

(1)移开床旁椅,推平车至患者床尾,使平车头端与床尾成钝角,固定平车。

(2)松开盖被,协助患者穿好衣服。

(3)将盖被平铺于平车上。

(4)两人站于床同侧,将患者移至床边。

(5)一名护士一手托住患者颈肩部,另一手托住患者腰部。

(6)另一名护士一手托住患者臀部,另一手托住患者腘窝处使患者身体稍向护士倾斜。

(7)两名护士同时合力抬起患者,移向平车,将患者轻放于平车上。

(8) 为患者盖好盖被。

(9) 拉起平车护栏。

6. 三人法(适用于不能自主活动或体重较重者)

(1) 移开床旁椅,推平车至患者床尾,使平车头端与床尾成钝角,固定平车。

(2) 松开盖被,协助患者穿好衣服。

(3) 将盖被平铺于平车上。

(4) 三人站于床同侧,将患者移至床边。

(5) 一名护士托住患者头颈、肩胛部。

(6) 另一名护士托住患者背部、臀部。

(7) 第三名护士托住患者腘窝、小腿部。

(8) 三人同时抬起,使患者身体稍向护士倾斜,同时移步转向平车,将患者轻放于平车上。

(9) 为患者盖好盖被。

(10) 拉起平车护栏。

7. 四人法(适用于病情危重或颈腰椎骨折患者)

(1) 移开床旁桌椅,推平车与床平行并紧靠床边,固定平车。

(2) 在患者腰、臀下铺中单。

(3) 松开盖被,协助患者穿好衣服。

(4) 将盖被平铺于平车上。

(5) 一名护士站于床头,托住患者头及颈肩部。

(6) 第二名护士站于床尾,托住患者两腿。

(7) 第三名护士和第四名护士分别站于床及平车两侧,紧握中单四角。

(8) 四人合力同时抬起患者,将患者轻放于平车上。

(9) 为患者盖好盖被。

(10) 拉起平车护栏。

(四) 注意事项

1. 搬动患者时动作轻稳,协调一致,确保患者安全、舒适。

2. 尽量使患者靠近搬运者,以达到节省力量的目的。

3. 将患者的头部置于平车的头端,以减轻颠簸与不适。

4. 推车时车速适宜,护士站于患者头侧,以观察病情,上下坡时应使患者头部在高处一端。

5. 对骨折的患者,应酌情在平车上垫木板,并固定好骨折部位再搬运。

6. 在搬运患者过程中保证输液和引流的通畅,特殊引流管可先行夹闭,防止牵拉脱出。

第三节　生命体征监测技术

生命体征监测技术是指在患者手术麻醉中,运用心电监护仪对患者的心电示波、呼吸、体温、脉搏、血压进行密切监控,确保患者各项生命体征处于正常范围,以便病情变化时能够及时处理的技术。

（一）操作目的

对患者进行生命体征监测,观察病情变化,为制订治疗、护理方案提供客观资料。

（二）操作前准备

1. 患者准备　协助患者取平卧位。

2. 环境准备　相对独立,安静、整洁,温湿度适宜,保护患者隐私。

3. 用物准备　心电监护仪(检测性能完好待用)、导联线、适宜的血压袖带、电极片、乙醇纱布、弯盘、麻醉护理记录单、笔、快速手消毒剂、必要时备剃须刀和纱布。

4. 护士准备　服装整洁、无配饰,头发整齐,指甲整洁。

（三）操作步骤

1. 洗手,戴口罩,准备用物至患者床边评估周围环境。

2. 与手术室护士、麻醉科医师共同核对患者信息,了解患者身体状况、意识状况;向清醒患者解释生命体征监测的目的,取得患者的配合;评估患者局部皮肤或指(趾)甲状况;评估非输液手臂情况。

3. 将各导联线与心电监护仪对应模块连接,连接心电监护仪电源,打开主机开关,仪器自检,确认仪器性能正常。

4. 再次手卫生,将电极片与心电导联线连接,与患者解释操作目的,暴露胸部,用乙醇纱布擦拭放置电极的局部皮肤,保证患者皮肤清洁干燥;按导联位置标识安放电极片,注意保暖。连接电极片和心导联线。选择导联,调整心电图波幅及报警范围(口述检查项目上、下限数值)。

5. 测血压　排尽袖带内空气,平整放置袖带(避开输液侧及患者有疾患的肢体侧),正确系于患者上臂中部,下缘距肘窝 2~3cm,松紧以能放入 1 指为宜;测压时注意保暖,持续监测期间应调节血压测量间隔时间,并调整报警范围(口述检查项目上下限数值:血压 90~140mmHg/60~90mmHg)。

6. 测体温　清洁患者腋下皮肤并擦干,将体温传感器探头放于患者腋窝深处并贴紧皮肤,胶布固定探头,防止脱落。(如手术部位导致腋窝处无法测量,应另选合适部位测量),观察测得的体温数(口述检查项目上下限数值:体温 35.5~37℃）。

7. 记录　按照监测要求,记录各项生命体征监测数值并签名,发现异常及时汇报。

8. 结束生命体征监测后,与患者解释说明;关机,断开电源;取下电极片,松开血压袖带,取下各监测导联线。为患者进行皮肤护理后,为患者扣好衣扣并保暖;整理床单位及用物,按要求分类处理用物。

9. 洗手,取口罩;记录监测数据。

(四) 注意事项

1. 进行生命体征监测前,对患者进行正确的皮肤评估、肢体评估、指(趾)端评估。

2. 生命体征监测时间较长的患者,定时更换电极片位置,行皮肤护理。

3. 注意为患者保护隐私并保暖,体温过低时要采取保暖措施。

4. 对躁动患者,应当固定好电极和各种导线,避免电极脱位以及导线打折缠绕。

5. 血压袖带的大小要根据患者的情况选择适宜的袖带;测量时,袖带的胶管应放在肱动脉搏动点,袖带的松紧以能放入 1 指为宜。

6. 观察生命体征监测结果发生异常时,及时报告麻醉科医师。

第四节　无菌技术

无菌技术是指在执行医疗、护理操作过程中,防止一切微生物侵入人体和保持无菌物品及无菌区域不被污染的操作技术。

一、取无菌溶液法

(一) 操作目的

保持无菌溶液的无菌状态,供临床治疗及护理使用。

(二) 操作前准备

1. 环境准备　环境清洁、宽敞、明亮,定期消毒。

2. 用物准备　无菌溶液、启瓶器、弯盘、盛装无菌溶液的容器、棉签、无菌纱布、活力碘、医嘱卡、笔、抹布。

3. 护士准备　服装整洁、无配饰,头发整齐,指甲整洁。

(三) 操作步骤

1. 核对医嘱卡,备齐用物。

2. 清洁治疗台面,擦净无菌溶液瓶灰尘。

3. 检查并核对:①瓶签上的药名、剂量、浓度、有效期。②瓶盖有无松动。③瓶身有无裂痕。④溶液有无沉淀、浑浊、变色及絮状物等。

4. 洗手,戴口罩。

5. 用启瓶器撬开瓶盖。

6. 取出无菌治疗碗,放于适宜位置。

7. 消毒瓶塞和一手的拇指、示指、中指。

8. 再次核对。

9. 手持溶液瓶,瓶签朝向掌心,旋转手腕,倒出少量液体冲洗瓶口,再由原处倒出溶液至无菌治疗碗内。

10. 倒液完毕后,立即盖好瓶塞。

11. 取无菌纱布由近至远覆盖于无菌治疗碗上。

12. 消毒瓶塞,用无菌纱布包裹瓶塞。

13. 再次核对药名、浓度、剂量、有效期。

14. 在瓶签上记录开瓶日期、时间、用途,并签名。

15. 将开启后的无菌溶液置于治疗室的适宜处,备用。

16. 按要求整理用物并处理。

17. 洗手,取口罩。

（四）注意事项

1. 严格遵守无菌操作原则。

2. 不可将物品直接伸入无菌溶液瓶内蘸取溶液;倾倒液体时不可直接接触溶液瓶口;已经倒出的液体不可再倒回瓶内,以免污染瓶内的剩余液体。

二、铺无菌盘法

（一）操作目的

形成无菌区域,放置无菌物品供临床治疗及护理使用。

（二）操作前准备

1. 环境准备　清洁、宽敞、明亮、定期消毒。

2. 用物准备　盛有无菌持物钳的无菌罐、无菌物品、无菌包(治疗巾若干块)、治疗盘、记录卡、笔、抹布。

3. 护士准备　服装整洁、无配饰,头发整齐,指甲整洁。

（三）操作步骤

1. 清洁治疗台及治疗盘,放治疗盘于适宜处。

2. 洗手,戴口罩。

3. 检查并核对无菌包名称、灭菌日期、灭菌标识颜色、有无松动、潮湿、破损等。同时检查无菌持物钳、无菌物品均应在有效期内。

4. 开无菌包　①用手依次打开无菌包外层包布外、左、右侧角。②取无菌持物钳,用手打开无菌包外层包布的内侧角,用无菌持物钳依次打开内层包布的外、左、右、内侧角。③检查包内灭菌指示卡是否变色。④用无菌持物钳取一块治疗巾放置于治疗盘内。⑤用无菌持物钳依次还原内层包布的内、右、左、外侧角。

5. 铺无菌盘

(1)单巾铺盘法

1)双手示、拇指捏住无菌治疗巾双层外边,轻轻抖开双折放于治疗盘上,上层呈扇形折叠,开口向外。

2)放入无菌物品。

3)双手捏住无菌巾扇形折叠层治疗巾外面,盖于物品上,上下层边缘对齐。将开口处向上反折两次,左右边缘分别向下折一次。

(2)双巾铺盘法

1)双手示、拇指捏住无菌治疗巾双层外边,轻轻抖开由远至近平铺于治疗盘上,无菌面朝上。

2)放入无菌物品。

3)同法取出另一块无菌巾,由近至远覆盖在无菌物品上。由近、左、远、右侧依次向上反折无菌盘治疗巾四边多余部分。

6. 记录铺盘时间、内容物、责任人,并记录开包时间、剩余物品、责任人。

7. 将已开包的无菌包放于同类无菌物品的前面,优先使用,有效期为24h。

8. 整理用物,按要求分类处理用物。

9. 洗手,取口罩。

(四)注意事项

1. 严格遵守无菌操作原则。

2. 无菌盘应保持清洁、干燥,无菌巾避免潮湿、污染、破损。

3. 无菌包应注明物品名称、消毒日期,并按日期先后顺序排放,以便取用,放在固定的地方。无菌包在未污染的情况下,可保存7~14d,过期应重新灭菌。

4. 铺好的无菌盘应尽快使用,有效期不超过4h。

三、戴一次性无菌手套法

(一)操作目的

1. 适用于医护人员在执行严格的无菌操作或接触无菌物品时。

2. 适用于医护人员接触患者破损皮肤、黏膜、伤口创面时。

(二)操作前准备

1. 环境准备 清洁、宽敞、明亮、定期消毒。

2. 用物准备 无菌手套(合适型号)、弯盘、快速手消毒剂、清洁抹布。

3. 护士准备 服装整洁、无配饰,头发整齐,指甲整洁。

(三)操作步骤

1. 清洁治疗台。

2. 洗手,戴口罩。

3. 检查并核对无菌手套外包装上的号码、外包装有无破损、潮湿,是否在有效期内。

4. 沿开口方向撕开无菌手套外包装,在清洁、干燥的桌面上摊开内层。

5. 双手同时掀开手套内层包装开口处,用一手拇指和示指同时捏住两只手套的反折部分,取出手套。另一手对准五指戴上。

6. 将已戴好手套的手指伸入到另一手套的反折面,同法戴好;同时翻边套在工作服衣袖外面,另一只手套同法翻边。

7. 双手对合交叉调整手套位置,并检查是否漏气。

8. 操作完毕,取适当手消毒剂于手套掌心面,按七步洗手法要求洗手。

9. 脱手套,一手捏住另一手套的腕部外面,翻转脱下;再将脱下手套的手伸入到另一手套的内侧,将其翻转脱下手套。

10. 整理用物,按照要求处理用物。

11. 洗手,取口罩。

(四) 注意事项

1. 严格遵守无菌操作原则。

2. 根据手掌大小选择合适号码的手套;操作前应修剪指甲以防刺破手套。

3. 戴手套时,手套无菌面不可触及任何非无菌物品、非无菌区域;已戴手套的手不可触及未戴手套的手以及另一手套的内面;未戴手套的手不可触及手套无菌面。

4. 戴手套后双手应始终保持在腰部或操作台面以上的位置;如有破损或可疑污染时应立即更换。

5. 脱手套时应翻转脱下,避免强拉,勿使手套污染面接触到皮肤、黏膜等。

6. 一次性手套应一次性使用;戴手套不能替代洗手。

第五节　手卫生技术

手卫生:为医务人员在从事职业活动过程中的洗手、卫生手消毒和外科手消毒的总称。

洗手:医务人员用流动水和洗手液(肥皂)揉搓冲洗双手,去除手部皮肤污垢、碎屑和部分微生物的过程。

卫生手消毒:医务人员用手消毒剂揉搓双手,减少手部暂居菌的过程,无需冲洗或干手设备。

外科手消毒:是指外科手术前医护人员用流动水和洗手液揉搓冲洗双手、前臂至上臂下1/3,再用手消毒剂清除或者杀灭手部、前臂至上臂下 1/3 暂居菌和减少常居菌的过程。

一、洗手法

(一) 操作目的

1. 去除手部皮肤污垢、碎屑和部分致病菌。

2. 切断通过手传播感染的途径。

（二）操作前准备

1. 环境准备　安静、整洁,温湿度适宜,光线充足。

2. 用物准备　洗手液或皂液、流动水洗手设施、干手物品,必要时备快速手消毒剂。

3. 护士准备　服装整洁、无配饰,头发整齐,指甲整洁,取下手表或饰物,卷袖过肘。

（三）操作步骤

1. 打开水龙头,调整合适水流及水温。

2. 湿润双手,取适量洗手液于掌心。

3. 认真揉搓双手至少15s,第一步,掌心相对,手指并拢,相互揉搓;第二步,手心对手背沿指缝相互揉搓,双手交换进行;第三步,掌心相对,双手交叉指缝相互揉搓;第四步,弯曲手指,使关节在另一手掌心旋转揉搓;第五步,右手握住左手大拇指旋转揉搓,双手交换;第六步,指尖并拢放在另一手掌心旋转揉搓,交换进行。

4. 在流动水下彻底冲洗干净双手,正确关闭水龙头。

5. 用一次性纸巾或毛巾擦干双手,或在干手机下烘干双手。

（四）注意事项

1. 当手部有血液、体液等肉眼可见的污染时,应用清洁剂和流动水洗手;当手部没有肉眼可见的污染时,可用速干手消毒剂消毒双手来代替洗手,揉搓步骤同洗手法。

2. 严格按照洗手流程和步骤进行,手的每个部位都需洗到、冲净,尤其是指背、指尖、指缝、指关节等易污染部位;冲洗双手时,注意指尖向下。

3. 注意调节水温、水流,避免污染周围环境。

4. 洗手指征　①直接接触每位患者前后。②从同一患者身体的污染部位移动到清洁部位时。③接触患者黏膜、破损皮肤或伤口前后。④接触患者的血液、体液、分泌物、排泄物、伤口敷料等之后。⑤接触患者周围环境及物品后。⑥穿脱隔离衣前后,脱手套后。⑦进行无菌操作、接触清洁、无菌物品之前。⑧处理药物或配餐前。

5. 应配备洗手液(肥皂),符合以下要求　①盛放洗手液的容器宜为一次性使用。②重复使用的洗手液容器应定期清洁与消毒。③洗手液发生浑浊或变色等变质情况时及时更换,并清洁、消毒容器。④使用的肥皂应保持清洁与干燥。

二、卫生手消毒法

（一）操作目的

1. 清除致病微生物,预防感染与交叉感染。

2. 避免污染清洁物品和无菌物品。

（二）操作前准备

1. 环境准备　安静、整洁,温湿度适宜,光线充足。

2. 用物准备　流动水洗手设施、清洁剂、干手设施、速干手消毒剂。

3. 护士准备　服装整洁、无配饰,头发整齐,指甲整洁,取下手表或饰物,卷袖过肘。

（三）操作步骤

1. 洗手,同洗手法步骤。

2. 取适量速干手消毒剂于手掌心,均匀涂抹至整个手掌、手背、手指、指缝、指关节。

3. 按照洗手法步骤揉搓,直至双手干燥。

4. 干手,双手自然干燥。

（四）注意事项

1. 卫生手消毒前,应先洗手并保持双手干燥。

2. 速干手消毒剂揉搓双手时方法正确,注意手的各个部位都应揉搓到位。

3. 严格把握卫生手消毒时机,在下列情况下应先洗手。再进行卫生手消毒　①接触患者的血液、体液、分泌物、排泄物、伤口敷料等之后。②接触被传染性致病微生物污染的物品后。③直接为传染病患者进行检查、治疗、护理后。④处理传染病患者污物后。

4. 卫生手消毒,监测的细菌菌落总数应 ≤10cfu/cm^2。

三、外科冲洗手消毒法

（一）操作目的

1. 清除指甲、手部、前臂的污物和暂居菌,将常居菌减少到最低程度。

2. 抑制微生物的快速再生。

（二）操作前准备

1. 环境准备　安静、整洁,温湿度适宜,光线充足。

2. 用物准备　专用洗手池（水龙头开关为非手触式）、洗手液、手消毒剂、计时装置、外科手卫生流程图,必要时备清洁指甲的用品、手刷。

3. 护士准备　服装整洁、无配饰,头发整齐,指甲整洁。

（三）操作步骤

1. 调节合适的水流和水温,充分淋湿双手及前臂。

2. 取适量的洗手液清洗双手、前臂和上臂下 1/3,并认真揉搓 3~5min。清洁双手时,可使用清洁指甲用品清洁指甲下的污垢和使用揉搓用品清洁手部皮肤的皱褶处。

3. 在流动水下从指尖向手肘单一方向地冲净双手、前臂和上臂下 1/3,用经灭菌的布巾或纸巾彻底擦干。

4. 使用干手用品擦干双手、前臂和上臂下 1/3。

（四）注意事项

1. 不得戴假指甲、装饰指甲,保持指甲和指甲周围组织的清洁。

2. 在外科手消毒过程中应保持双手位于胸前并高于肘部,使水由手部流向肘部。

3. 洗手与消毒可使用海绵、其他揉搓用品或双手相互揉搓。

4. 术后摘除手套后,应用洗手液清洁双手。

5. 用后的清洁指甲用品、揉搓用品如海绵、手刷等,放到指定的容器中;揉搓用品、清洁指甲用品应一人一用一消毒或者一次性使用。

6. 不同患者手术之间、手套破损或手被污染时,应重新进行外科手消毒。

7. 冲洗手消毒法应配备干手用品,并符合以下要求　①手消毒后应使用经灭菌的布巾干手,布巾应一人一用。②重复使用的布巾,用后应清洗、灭菌并按照相应要求储存。③盛装布巾的包装物可为一次性使用,如使用可复用容器应每次清洗、灭菌,包装开启后使用不得超过 24h。

8. 外科手消毒,监测的细菌菌落总数应 ≤ 5cfu/cm^2。

第六节　轴线翻身法

轴线翻身是护士协助患者更换卧位时,利用人体力学原理,使患者的头肩部和腰、腿保持在一条线上翻身,同时同向翻动,不能有扭动,以使患者卧于舒适、安全的功能位置而采取的方法。翻身移动体位时不可拖、拉、推,以免擦伤皮肤;双人移动时动作应协调、轻稳;要注意观察患者病情及受压部位情况,做好交接班工作;为特殊患者翻身时尤其要注意。

（一）操作目的

协助不能自行移动的患者更换卧位,减轻局部组织的压力和卧床并发症的发生,保持患者舒适。

（二）操作前准备

1. 患者准备　了解翻身的目的、过程、配合要点;情绪稳定,愿意合作患者的病情、肢体状况和合作程度。

2. 环境准备　安静、整洁,温湿度适宜,光线充足。

3. 用物准备　软枕、棉垫,必要时备大单、被褥、枕套、快速手消毒剂等。

4. 护士准备　服装整洁、无配饰,头发整齐,指甲整洁。

（三）操作步骤

1. 核对腕带,评估患者,向患者解释操作目的。

2. 洗手,戴口罩。

3. 携用物至患者床旁,再次核对患者。如病床为活动床,予以固定。

4. 将各种导管、输液装置、监护导联线安置妥当,必要时将盖被折叠至床尾一侧。

5. 协助患者取仰卧位,双手放于胸、腹部,两腿屈曲。移去枕头,拉起对侧床挡。

6. 双人法

（1）移动患者,两名护士站在病床同侧,将大单置于患者身下,分别抓紧靠近患者肩部、腰部、髋部、大腿等处的大单,将患者拉至近侧,拉起床挡。

（2）安置体位,护士绕至对侧,将患者近侧手臂置于头侧,远侧手臂置于胸前,两膝间放置软枕。

（3）协助侧卧,护士两脚前后分开,两人分别抓紧患者肩部、腰部、髋部、大腿等处的远侧大单,由一名护士发号口令,两人动作一致地将患者整个身体以滚筒轴式翻转至侧卧。

7. 三人法

（1）移动患者,三名操作者站在患者同侧,一人托住患者的头颈部,纵轴向上略加牵引,使头、颈随躯干一起缓慢移动;一人平托患者肩部和腰部,一人平托患者臀部和腘窝,三人同时用力将患者移至近侧床旁,使头、颈、肩、腰、髋保持在同一水平线上。

（2）翻转至侧卧,翻转角度不超过60°。

（3）腰背部、两膝间使用软枕,协助患者取舒适卧位,踝部可用小软枕或海绵垫。

8. 检查患者肢体摆放位置,保持管道通畅。

9. 观察患者背部皮肤并进行护理。

10. 整理床单位及病床周围物品,有序摆放。

11. 处理用物,洗手记录。

（四）注意事项

1. 根据评估结果决定患者翻身的频次、体位方式,选择合适的皮肤减压用具。

2. 密切观察患者病情,发现异常及时处理。

3. 护士应注意省力原则,移动患者时动作应轻稳,协调一致,避免拖拉患者,保护局部皮肤正常。

4. 翻身时注意为患者保暖,防止坠床,注意使用床挡。

5. 颈椎损伤的患者,勿扭曲或旋转患者的头部,以免加重神经损伤而引起呼吸肌麻痹而死亡。

6. 若患者身上有各种导管或输液装置时,应先将导管安置妥当,翻身后应仔细检查导管是否有脱落、移位、扭曲、受压,以保持导管通畅。

7. 为手术患者翻身前,应先检查伤口敷料是否潮湿或脱落,如已有脱落或者被分泌物浸湿,应先行更换伤口敷料,妥善固定后再翻身,翻身后注意伤口不可受压。

8. 有颈椎或颅骨牵引患者,翻身时不得放松牵引,并使头、颈、躯干保持在同一水平翻动;翻身后注意牵引方向、位置、牵引力是否正确;颅脑手术患者,如头部转动过于剧烈,容易引发脑疝,导致患者突然死亡,故应卧于健侧位或者为平卧位;石膏固定者,翻身后应注意患处位置及局部肢体的血运情况,防止受压。

第七节　中心吸氧法

中心吸氧是指经中心供氧装置吸入氧气,纠正各种原因造成的缺氧状态,促进组织的新陈代谢,维持机体生命活动的一种治疗方法。

（一）操作目的

1. 纠正缺氧,提高动脉血氧分压(PaO_2)和动脉血氧饱和度(SaO_2),增加动脉血氧含量(CaO_2)。

2. 促进组织的新陈代谢,维持机体生命活动。

（二）操作前准备

1. 患者准备　了解用氧目的、方法、注意事项及配合要点。协助患者大小便(必要时)。

2. 环境准备　安静、整洁,温湿度适宜,光线充足。

3. 用物准备　①治疗车上层备治疗盘、小药杯(内盛冷开水)、弯盘、棉签;中心氧气流量表、一次性吸氧装置、低风险管道标识、手电筒、笔、输氧单、快速手消毒剂。②治疗车下层备锐器盒、医疗废物桶2个。

4. 护士准备　服装整洁、无配饰,头发整齐,指甲整洁。

（三）操作步骤

1. 双人核对医嘱,准备用物;检查一次性吸氧装置的有效期,包装是否完整。

2. 携用物至患者床旁,核对患者身份信息。向患者解释操作目的和方法,告知周围人安全用氧的有关知识。评估患者病情,意识,治疗、心理状态及合作程度等情况。

3. 洗手,戴口罩。

4. 携用物至患者床边,再次核对患者信息。协助患者取适当体位,取得合作。

5. 安装氧气流量表、安装一次性吸氧装置。开流量表开关,检查氧气装置是否漏气,关流量表开关。

6. 检查患者鼻腔,用湿棉签清洁、湿润患者鼻腔。

7. 根据病情选择合适的吸氧方式。检查并连接一次性鼻氧管,打开流量表开关,检查氧气管有无漏气、是否通畅。

8. 根据医嘱及病情正确调节氧流量,将鼻导管末端轻轻插入患者鼻腔1cm,再将导管环绕患者耳部向下放置,根据患者情况调整松紧度。

9. 贴管道标识,再次核对患者信息,填写吸氧卡。

10. 悬挂吸氧卡、"四防卡"(防火、防热、防油、防震)于适当处。

11. 向患者及家属行健康宣教。

12. 协助患者取舒适体位,整理床单位,询问患者需要。

13. 分类处理用物。

14. 洗手,取口罩,记录。

15. 给氧期间常规观察患者病情、缺氧症状改善程度,定时观察氧流量、湿化瓶内水量,检查用氧设备工作状态是否良好、供氧管道是否通畅,确保用氧安全。

（四）注意事项

1. 严格遵守操作规程,注意用氧安全,切实做好四防(防震、防热、防火、防油)。

2. 患者吸氧过程中,需要调节氧流量时,应当先将患者鼻导管取下调节好氧流量后再与患者连接,停止吸氧时,先取下鼻导管,再关流量表。

3. 持续吸氧的患者,每日更换一次性吸氧装置。应当保持导管通畅。

4. 妥善固定吸氧管,防止各连接处脱落。

5. 患者进食、饮水时暂停给氧。

第八节　经鼻 / 口腔吸痰法

经鼻 / 口腔吸痰法是通过负压吸引的方法,经口、鼻或人工气道将呼吸道分泌物吸出,以保持呼吸道通畅,预防吸入性肺炎,肺不张,窒息等并发症的一种方法。

（一）操作目的

1. 清除患者呼吸道分泌物,保持呼吸道通畅。

2. 促进呼吸功能,改善肺通气。

3. 预防肺不张、坠积性肺炎等肺部并发症。

（二）操作前准备

1. 患者准备　了解吸痰的目的,方法、注意事项及配合要点;体位舒适,情绪稳定。

2. 环境准备　安静、整洁,温湿度适宜,光线充足。

3. 用物准备　①中心 / 电动吸痰装置。②治疗车上层:治疗盘内备治疗碗 2 个(内盛无菌生理盐水)并分别标注预冲和冲洗、一次性吸痰管数根、无菌手套、治疗巾、纱布、听诊器、电筒、弯盘;治疗标签、快速手消毒剂、电动吸引器或中心吸引装置;治疗车下层备锐器盒、医疗废物桶、生活垃圾桶。

4. 护士准备　服装整洁、无配饰,头发整齐,指甲整洁。

（三）操作步骤

1. 双人核对医嘱,准备用物。

2. 核对患者身份信息,向患者及家属解释。

3. 评估患者生命体征、病情、意识状态、合作程度、氧疗情况、SpO_2、咳嗽能力、肺部呼吸音;评估患者口腔和鼻腔情况。

4. 如为电动吸引器,则检查吸引器储液瓶内消毒液(200ml),拧紧瓶盖,检查痰液收集袋更换日期及内装痰液量,必要时更换。连接导管,接通电源(电动),打开开关,调节好合适的负压后,关上开关,将吸引器放于床边适当处。

5. 洗手,戴口罩。

6. 备齐用物携至患者床旁,再次核对、解释,以取得合作。

7. 再次评估患者口腔和鼻腔情况,取下活动义齿。

8. 协助患者头偏向一侧,略向后仰,铺治疗巾于颌下。

9. 检查一次性吸痰管,打开包装。

10. 戴无菌手套,将吸痰管抽出顺时针盘于右手,连接吸痰管,打开吸引器开关,调节合适的负压水平。检查吸引器是否通畅,润滑导管前端。

11. 口咽吸痰

(1)告诉患者张口舌前伸,必要时用纱布包裹协助。对昏迷患者用压舌板或开口器协助张口。

(2)一手反折吸痰管末端,另一手持吸痰管前端,从口腔的一侧将导管插入 10~15cm 进入咽部,同时鼓励患者咳嗽。

(3)放松导管末端,使用负压吸引,吸净口咽部分泌物。

(4)更换吸痰管,在患者吸气时顺势将吸痰管插入气管一定深度(约 15cm),松开导管开始吸引,将吸痰管左右旋转缓缓上提,吸净痰液。

(5)吸痰管取出后,抽吸生理盐水冲净导管,以免堵塞。根据患者情况必要时重复吸引。

12. 鼻咽和经鼻气管吸引 ①用拇指和示指夹住导管轻快地插入鼻腔,并在患者吸气时沿鼻腔壁向深处插入。②其他操作方法同口咽吸痰。

13. 吸痰完毕,关上吸引器开关,擦净患者面部分泌物,脱手套,洗手。

14. 再次核对患者信息,评估患者吸痰效果。

15. 整理床单位,协助患者取舒适卧位,询问患者需要。如果患者无缺氧症状,可将高流量氧气调回原流量。

16. 处理用物。

17. 洗手,取口罩,记录。

(四) 注意事项

1. 吸痰前,检查电动吸引器性能是否良好,连接是否正确。

2. 严格执行无菌操作,每次吸痰应更换吸痰管。

3. 每次吸痰时间<15s,以免造成缺氧。

4. 吸痰动作轻稳,防止呼吸道黏膜损伤。

5. 痰液黏稠时,可配合叩击、蒸汽吸入、雾化吸入,提高吸痰效果。

6. 电动吸引器连续使用时间不宜过久;贮液瓶内液体达 2/3 满时,应及时倾倒,以免液体过多吸入马达内损坏仪器。贮液瓶内应放少量消毒液,使吸出液不致黏附于瓶底,便于清洗消毒。

7. 如果病患在吸痰时,临床上有明显的血氧饱和度下降的问题,建议吸痰前提高氧浓度;建议在吸痰前的 30~60s,向患者提供 100% 的氧。

8. 建议吸痰管(直径)要小于气管插管的直径的 50%,婴儿则要小于 70%。

9. 指导患者,如果患者清醒,安抚患者,指导其自主有效咳嗽。告知患者适当饮水,以利痰液排出。

第九节 静脉留置针输液法

静脉留置针(venous retention needle)质地柔软,对血管内膜机械刺激小,在血管内留置时间长,可保护静脉,减少因反复穿刺造成的痛苦和血管损伤,保持静脉通道通畅,利于抢救和治疗。适用于需长期输液、静脉穿刺较困难的患者。在临床广泛使用,需根据患者的年龄、静脉情况,在满足治疗需求的情况下,选择较短、较细的导管。

(一) 操作目的

1. 补充水分及电解质,预防和纠正水、电解质及酸碱平衡紊乱。

2. 增加血容量,改善微循环,维持血压。

3. 输入营养物质,供给热量,促进组织修复及再生,维持正氮平衡。

4. 输入药物,控制感染,治疗疾病。

5. 保护静脉,减少因反复穿刺造成的痛苦和血管损伤。

6. 保持静脉通道通畅,利于抢救和治疗。

(二) 操作前准备

1. 患者准备 了解静脉输液的目的、方法、意义、注意事项及配合要点,取舒适卧位,输液前协助排便、排尿。

2. 用物准备

①治疗车上层备治疗盘、活力碘、剪刀、无菌手套、一次性输液器、小垫枕、治疗巾、止血带、留置针、留置针敷贴、棉签、弯盘、胶布、开瓶器、输液贴卡、输液执行单、病历、快速手消毒剂、PDA。②治疗车下层备锐器盒、医疗废物桶,生活垃圾桶。

3. 环境准备 安静、整洁,温湿度适宜,光线充足。

4. 护士准备 服装整洁、无配饰,头发整齐,指甲整洁。

(三) 操作步骤

1. 双人核对医嘱、输液执行单、输液粘贴卡。

2. 携 PDA、输液执行单、止血带至患者床旁,核对患者信息,向患者做好解释使用留置针的目的和作用,评估患者情况(身体状况,局部皮肤、血管,配合情况),检查输液架是否处于功能状态。嘱患者排尿,做好输液前的准备。

3. 洗手、戴口罩。核对输液执行单、输液粘贴卡、PDA,根据医嘱,准备药液和用物,检查并核对液体的名称、浓度、剂量、有效期及外包装有无破损。

4. 将核对好的输液粘贴卡倒贴于输液袋 / 瓶上,套上瓶套。

5. 按无菌操作要求配制药液,袋装液体拉开封口 / 瓶装液体开启铝盖中心部分,常规消毒瓶塞后按医嘱加入药物,加药毕检查,签名。

6. 检查输液器后,关闭调节器,取出输液器针头插入袋装液体至针头根部;选择一次性留置针并检查其质量及有效期。

7. 整理治疗台,洗手。

8. 携用物至患者床旁,核对患者身份信息及所输药物。

9. 消毒手,备胶布,挂液体于输液架上,排尽空气,关闭调节器,对光检查输液管内有无空气。

10. 再次检查留置针型号及有效期,外包装是否完好;取出留置针将输液器上的针头插入留置针肝素帽内,排尽空气;检查并打开透明敷贴外包装。

11. 协助患者取舒适体位,再次 PDA 核对;选择合适的血管,将小垫枕置于穿刺部位下,铺治疗巾,在穿刺点上方 10cm 处扎上止血带,活力碘消毒皮肤,直径应大于 8cm 以上,待干。

12. 戴手套,旋转松动留置针外套管,调整枕头斜面,排气,关闭调节器。对光检查确无气泡,取下针套。

13. 嘱患者握拳,左手绷紧皮肤,固定静脉,右手持留置针针翼,针头斜面向上在血管上方使针头与皮肤呈 15°~30° 进针。

14. 见留置针尾部有回血后,降低穿刺角度顺静脉方向再将穿刺针推进 0.2cm,左手持针翼,右手后撤针芯约 0.5cm,持针座将套管全部送入静脉内。

15. 松止血带,嘱患者松拳。左手适度按压套管尖端,右手撤出针芯并迅速连接输液器,打开调节器。

16. 用透明敷贴作密闭式固定导管。注明置管日期和时间,并签名,用小胶布条再次固定留置针及连接管。

17. 脱下手套,根据病情、年龄和药物性质调节输液速度。再次 PDA 核对,记录输液的时间、滴速、签名,挂于输液架上。

18. 撤去治疗巾、小垫枕,取下止血带。

19. 协助患者取舒适卧位,向患者交代输液中的注意事项,整理床单位,将呼叫器置于患者易取处,询问患者需要。

20. 整理用物,洗手,脱口罩,签字。

21. 在输液过程中加强巡视,密切观察有无输液反应及穿刺部位情况,查看滴数,遵医嘱及时更换液体。

(四) 注意事项

1. 严格执行查对制度和无菌技术操作原则。

2. 尽量选择弹性好、走向直、清晰的血管,便于穿刺置管,尽量避开关节和静脉瓣,尽量避免在下肢静脉置管。

3. 避免穿刺点及周围被污染;透明贴膜如有卷边、潮湿或疑有污染时,应及时更换;更换透明贴膜后,应记录穿刺日期和时间。

4. 严防空气进入,造成空气栓塞。

5. 输注两种以上药物时,应根据治疗原则,按轻重缓急及药物半衰期合理安排先后顺序。

6. 不应在输液侧肢体上端使用血压袖带和止血带。

7. 注意保护有留置针的肢体,避免下垂、过度弯曲、剧烈运动。

8. 留置针敷贴如有卷边或松脱等情况时,应及时更换敷贴。

9. 每次输液后均应检查局部静脉有无红、肿、热、痛及硬化,询问患者有无不适,如有异常及时拔管,局部进行处理。

第十节　密闭式静脉输血术

静脉输血是将全血或成分血如血浆、红细胞、血小板等通过静脉输入体内的方法。是急救和治疗的一项重要措施,在临床上广泛应用。

（一）操作目的

1. 为患者补充血容量,改善血液循环。

2. 为患者补充红细胞,纠正贫血。

3. 为患者补充各种凝血因子、血小板,改善凝血功能。

4. 为患者输入新鲜血液,补充抗体及白细胞;增强患者机体抵抗力。

5. 补充血浆蛋白,增加蛋白质,维持血浆胶体渗透压,减少组织渗出和水肿。

6. 排出有害物质,用于一氧化碳、苯酚等化学物质中毒。

（二）操作前准备

1. 患者准备　了解输血的目的、方法、意义、注意事项及配合要点;采集血标本以检验患者血型,做交叉配血试验;签知情同意书;取舒适卧位;输血前排便、排尿。

2. 环境准备　安静、整洁、温湿度适宜,光线充足。

3. 用物准备

（1）治疗车上层:①治疗盘内有活力碘、生理盐水、血液制品、一次性橡胶手套、一次性输血器、小垫枕、治疗巾、止血带、留置针、留置针敷贴、棉签、弯盘、胶布。②输液粘贴卡、病历、输液执行单、血型检验单、交叉配血试验结果、血型牌、快速手消毒剂、PDA。

（2）治疗车下层:锐器盒、医疗废物桶、生活垃圾桶。

（3）其他:如输液架等。

4. 护士准备　服装整洁、无配饰,头发整齐,指甲整洁。

（三）操作步骤

1. 双人核对医嘱、输液执行单是否一致,包括患者身份及所输血液类型。

2. 双人核对 PDA 与输液粘贴卡,PDA 扫描输液贴上的二维码,核对 PDA 界面显示的信息与输液粘贴卡的信息,核对无误后点击 PDA 界面上的"核对",核对内容包括八对:床号、姓名、住院号、药名、浓度、剂量、用法、时间。

3. 检查输液架是否处于功能状态,携 PDA、输液执行单、止血带及输液架至患者床旁,使用 PDA 核对患者身份信息,评估患者,向患者解释操作目的和方法,以取得合作并询问其需要及血型。

4. 洗手,戴口罩,准备用物并检查。按医嘱与另一名护士双人核对血液,核对信息包括十对:床号、姓名、性别、住院号、血袋号、血型、交叉配血试验结果、血液种类、血量及有效期。

5. 检查生理盐水名称、浓度、有效期、剂量、外包装、药物质量,将输液粘贴卡贴在药瓶上,再次核对。洗手、戴口罩。备胶布于输液盘右下角,拉开生理盐水瓶口拉环,常规消毒瓶口。

6. 检查输血器后关闭调节器,取出输血器插入瓶塞至针头根部。整理治疗台,洗手。

7. 携用物至患者床旁,核对患者身份及生理盐水,将留置针与输血器连接,排尽空气。挂输液袋于输液架上,关闭调节器,对光检查输液管内有无空气。

8. 协助患者取舒适卧位,暴露穿刺血管,将小垫枕置于穿刺静脉下,铺治疗巾,在穿刺点上方 6~8cm 处系止血带,常规消毒皮肤,待干,再次核对,PDA 扫描输液贴,PDA 执行界面显示的信息与输液贴核对无误,排气,关闭调节器。

9. 戴手套,对光检查确无气泡,取下针套。嘱患者握拳,行留置针静脉穿刺,见回血后,撤针芯将针头再平行送入少许。

10. 松开止血带,嘱患者松拳,打开调节器,待液体滴入通畅后,用胶布及敷贴固定针头。根据病情、年龄及药物性质调节输液滴速。

11. 再次核对,用 PDA 扫描患者手腕带上的二维码,发出"滴"声,显示信息核对无误,系统后台会自动在电子医嘱上签字,记录输液的时间、滴速、签全名。

12. 再次双人核对患者身份及所输血液,告知患者血型,做好解释。以手腕旋转动作将血液轻轻摇匀。

13. 拉开血袋封口,常规消毒开口处胶管,将输血器针头插入胶管内,将血袋挂于输液架上。

14. 调节滴速不超过 20 滴 /min,观察 15min,如无不良反应,可加快至 40~60 滴 /min,脱手套,再次核对,记录输血的时间、滴速、签全名,将血型牌、交叉配血单、输血执行单一起挂于输液架上。

15. 撤去治疗巾、止血带及小垫枕,协助患者取舒适卧位,向患者交代输血中的注意事项,整理床单位,将呼叫器置于患者易取处,询问患者需要。

16. 清理用物,洗手,脱口罩,在医嘱记录单上签字,在护理记录单上进行记录,原始血型单放入患者病历内。

17. 巡视病房,再次核对患者身份与血液,查看输液管路、输液速度、密切观察患者有无输血反应。输血完毕,洗手,戴口罩,携用物至患者床旁,再次核对,戴手套,消毒生理盐水瓶口后将输血器插至生理盐水胶管内,脱手套,待输血器内血液全部输入患者体内,为患者拔针,按压至无出血。在 PDA 界面上点击完成。

18. 协助患者适当活动穿刺侧肢体,取舒适卧位,整理床单位,询问患者需要,处理用物,洗手、脱口罩,记录。

(四) 注意事项

1. 严格执行无菌操作原则及查对制度,必须经双人核对无误,保证患者安全。

2. 血液取回后勿振荡、加温,避免血液成分破坏引起不良反应。

3. 输血前后及两袋血之间需要输入少量生理盐水,防止发生不良反应。

4. 严格掌握输血速度,对于年老体弱、严重贫血、心力衰竭患者应谨慎,滴速宜慢。

5. 输血过程中要经常巡视患者有无输血反应。

6. 对于急需大量输血时,可使用加压输液袋输血或直接挤压血袋等方法。加压输血时,应有专人守护。

7. 血制品不得加热,不得自行储存。

8. 输血时,血液内不得随意加入其他药品,如含钙剂、酸性或碱性药品、高渗或低渗液,防止发生血液凝集或溶解。

9. 输血袋用后需低温保存 24h,以备患者发生输血反应时检查分析原因。

第十一节 穿脱隔离衣

穿脱隔离衣是预防医院感染的重要措施之一,护理人员应自觉遵守隔离制度,熟练掌握穿脱隔离衣流程。隔离衣通常用无纺布制作,应干燥、清洁、无尘、无霉斑、裂孔、破洞等。有防水隔离衣、一次性隔离衣。一次性隔离衣由帽子、上衣和裤子组成,可分为连身式、分身式两种。

(一) 操作目的

保护医务人员避免受到血液、体液和其他感染性物质污染,或用于保护患者避免感染。

(二) 操作前准备

1. 环境准备　安静、整洁、温湿度适宜,光线充足。

2. 用物准备　一次性隔离衣、快速手消毒剂、无菌或清洁手套、医疗废物桶。

3. 护士准备　服装整洁、无配饰,头发整齐,指甲整洁。

(三) 操作步骤

1. 穿衣前,修剪指甲、取下手表,卷袖过肘、七步洗手、戴圆帽、外科口罩或防护口罩。

2. 穿隔离衣

(1)取衣：选择大小尺码合适的隔离衣，检查包装完整、无破损、有效期内；隔离衣内面朝向自己，将衣服展开，露出肩袖内口。

(2)穿袖：一手持衣领，另一手伸入一侧袖内，持衣领的手向上拉衣领，使手露出，同法穿好另一衣袖。

(3)系领：两手持衣领，由领子中央顺着边缘由前向后系好衣领。

(4)系腰带：将隔离衣一边（约在腰下5cm处）逐渐向前拉，见到衣边捏住，同法捏住另一侧衣边。双手在背后将衣边边缘对齐，向一侧折叠，折叠处不能松散。一手按住折叠处，另一手将腰带拉至背后折叠处，腰带在背后交叉，回到前面打一活结系好。注意整个过程手不可触及隔离衣内面。

(5)手消毒剂消毒双手，按操作防护需求规范佩戴无菌或清洁手套，手套需完全包裹住衣袖。

3. 脱隔离衣

(1)操作完毕，手消毒剂消毒双手。

(2)解腰带：解开腰带，在身前打一活结。

(3)塞衣袖：将衣袖向上拉至上臂，不可使衣袖外侧塞入袖内，充分暴露双手。

(4)手消毒剂消毒双手，脱手套，弃于医疗废物桶内。

(5)解衣领：手消毒剂消毒双手，解衣领过程中避免衣袖外侧接触到衣领或面部，隔离衣污染面不可触碰隔离衣清洁面和工作服。

(6)脱衣袖：一手伸入另一侧袖口内，拉下衣袖过手（遮住手），再用衣袖遮住的手在外面握住另一衣袖的外面并拉下衣袖，两手在袖内使袖子对齐，双臂逐渐退出，使隔离衣与工作服保持一定距离。

(7)如一次性弃去，则将污染面向内，衣领及衣边卷至中央，弃于医疗废物桶内。如悬挂在污染区，则对齐肩缝一手固定，一手依次捏住一侧领口端、衣领中缝、另一侧领口端并对齐上提，隔离衣污染面向外，挂于衣钩上。如悬挂于半污染区，则对齐肩缝一手固定，一手捏住一侧领口端，翻转包绕至对侧领口端，拎起领口中缝再对齐上提，隔离衣清洁面向外，挂于衣钩上。

(8)洗手，取口罩，拉下工作服衣袖。

(四) 注意事项

1. 隔离衣只能在规定区域内穿脱，穿前检查有无潮湿、破损，必须完全遮盖工作服。

2. 一次性隔离衣一人一用，消毒时不能沾湿隔离衣，如有潮湿或污染，应立即更换。

3. 脱隔离衣过程中避免污染衣领、面部、帽子和隔离衣的清洁面，始终保持衣领清洁。

4. 穿好隔离衣进行护理操作时，双臂尽量保持在腰部以上，视线范围内；不得进入清洁区，避免接触清洁物品。

5. 双手污染时，不可用手接触隔离衣内面。

6. 脱下的隔离衣挂在半污染区，清洁面向外；挂在污染区则污染面向外。

第十二节　心肺复苏术

心肺复苏术(cardiopulmonary resuscitation,CPR),是针对骤停的心脏和呼吸采取的急救技术,目的是恢复患者自主呼吸和自主循环。由美国心脏学会(American Heart Association, AHA)制订的每5年更新1次的"国际心肺复苏指南"对指导和规范在全球范围内的心肺复苏具有重要的指导意义。

《美国心脏学会CPR和ECC指南》指出心肺复苏的5个生存链:①立即识别心脏停搏并启动应急反应系统;②尽早实施心肺复苏CPR,强调胸外按压;③快速除颤;④有效的高级生命支持;⑤综合的心搏骤停后治疗。

(一) 操作目的

1. 通过实施基础生命支持技术,建立患者的循环、呼吸功能。

2. 保证重要脏器的血液供应,尽快促进心跳、呼吸功能的恢复,为进一步复苏创造条件。

(二) 操作前准备

1. 环境准备　因心搏骤停为突发情况,故无需特殊准备。

2. 用物准备　治疗盘、纱布、简易呼吸器、手电筒、弯盘。

3. 护士准备　仪表符合规范,因心搏骤停为突发情况,故无需特殊准备。

(三) 操作步骤

1. 评估现场抢救环境的安全性。

2. 快速判断患者意识,轻拍患者,并大声呼叫:"您怎么了",确认患者意识丧失。

3. 立即呼救,寻求他人帮助,请医务人员备除颤仪和急救车,记录时间。

4. 判断患者颈动脉搏动,方法:术者示指和中指指尖触及患者气管正中部(相当于喉结的部位),旁开两指,至胸锁乳突肌前缘凹陷处,时间:5~10s同时判断患者呼吸状态。

5. 摆放体位,使患者去枕仰卧于坚实地面,如硬板床或地面上,身体无扭曲,双上肢放置于身体两侧。松开患者衣领与裤带,暴露胸腹部。

6. 实施胸外心脏按压

(1)按压部位:胸骨体中下1/3交界处,为快速确定按压位置,可采用两乳头连线的中点处。

(2)按压手法:一手掌根部放于按压部位,另一手平行重叠于此手背上,十指交扣离开胸壁,只以掌根部接触按压处;双臂位于患者胸骨正上方,双肘关节伸直,使肩、肘、腕在一条直线上,并与患者身体垂直,利用上身重量垂直下压;手掌根不离开患者胸部。

(3)按压幅度:成人胸骨下陷5~6cm;婴儿和儿童按压深度至少为胸部前后径尺寸的1/3

（婴儿约为 4cm，儿童约为 5cm）。

（4）按压时间：放松时间 =1:1。

（5）按压频率：100~120 次/min。

（6）每次按压应让胸廓充分回弹，以保证心脏得到充分的血液回流。

（7）尽可能不中断胸外按压，中断时间小于 10s。

7. 开放气道 清理呼吸道，如有明确的呼吸道分泌物，需先进行清理；如有活动义齿，则取下。开放气道方法：

（1）仰头抬颏法：操作者一手置于患者前额，手掌向后下方施力，使头充分后仰，另一手示指、中指将颏部向前抬起，使耳垂与下颌角连线与地面垂直。

（2）仰头抬颈法：操作者一手抬起患者颈部，另一手以小鱼际部位置于患者前额，使其头后仰，颈部抬起。

（3）托颌法：操作者立于患者头侧，将两手放置在患者头部两侧，肘部支撑在患者躺的平面上，握紧左、右下颌角，用力向上托颌骨，保持头部位置固定，避免任何的弯曲和拉伸；同时双手拇指打开患者的口腔。如果需要进行口对口呼吸，将下颌持续上托，用面颊贴紧患者的鼻孔。

8. 应用简易呼吸器实施人工呼吸 将呼吸器连接氧气，氧流量 8~10L/min。一手以"EC"法固定面罩，另一手挤压呼吸器。每次送气 400~600ml，频率 10~12 次/min。

9. 胸外按压与人工呼吸比值，胸外按压：人工呼吸 =30:2。

10. 操作 2min（约 5 个循环）后，再次判断颈动脉搏动，如已恢复，进行进一步生命支持；如未恢复，继续上述操作，直至有条件进行高级生命支持。判断有效指征：呼吸恢复；能触摸大动脉搏动；瞳孔由大变小，对光反射存在；面色、口唇由发绀转为红润；有眼球活动或睫毛反射。

11. 复苏有效，操作完成后将患者头偏向一侧，进入下一步的生命支持。

(四) 注意事项

1. 人工呼吸时送气量不宜过大，以免引起患者过度通气。

2. 施救者应尽量减少胸外按压中断的次数和时间，每次胸外按压后要让胸廓充分地回弹，以保证心脏得到充分的血液回流。判断减少按压中断的标准是以胸外按压在整体心肺复苏中所占比例来确定，比例越高越好，目标比例为至少 60%。

3. 成人使用 1~2L 的简易呼吸器，气道开放无漏气，1L 简易呼吸器挤压 1/2~2/3，2L 简易呼吸器挤压 1/3。

4. 胸外按压时，肩、肘、腕在一条直线上，并与患者身体长轴垂直。按压时，手掌掌根部不能离开胸壁。心肺复苏过程中按压间断不可超过 10s。

第十三节　电除颤技术

电除颤(defibrillation),即利用医疗器械或特定药品终止心室颤动(ventricular fibrillation, VF)的过程。在医学上通常特指用除颤器以对心脏放电的方式终止心室颤动的操作。一般除颤时最常用也是最有效的方法就是电除颤,被心肺复苏与心血管急救指南列为最高的推荐级。

(一) 操作目的

在短时间内向心脏通以高压强电流,使心肌瞬间同时除极,纠正消除各种快速异位性心律失常,使之转复为窦性心律。

(二) 操作前准备

1. 患者准备　因心律失常为突发情况,故患者无特殊准备。

2. 环境准备　因心律失常为突发情况,故无特殊准备。

3. 用物准备　除颤仪、导电膏、电极片、弯盘纱布、快速手消毒剂。

4. 护士准备　服装整洁、无配饰,头发整齐,指甲整洁。

(三) 操作步骤

1. 场景设定:护士在巡视病房过程中发现患者意识丧失,心电监护提示"室颤"心律。

2. 立即行心肺复苏术。

3. 除颤仪到达,立即连接电源。

4. 评估患者胸前区皮肤情况,检查患者是否有植入性心脏起搏器,检查并去除金属及导电物质,确定患者除颤部位无潮湿、无敷料。

5. 连接除颤仪导联线开启除颤仪并调至监护状态,监测患者心电图波形。

6. 将导电膏涂于电极板上。将除颤仪调至除颤开关,遵医嘱选择非同步电除颤,选择合适能量(成人首次单相波除颤 360J,双相波除颤 200J;儿童除颤初始能量 2~4J/kg,后续能量至少 4J/kg,但不超过 10J/kg)。

7. 选择电除颤能量并充电至所需能量。

8. 电极板置于患者胸部正确位置,负极(STERNUM)手柄电极放于心底部(右锁骨中线 2~3 肋间);正极(APEX)手柄电极放于心尖部(左腋中线平 4~5 肋间)。两电极应相距 10cm 以上,紧贴皮肤并稍施加压力。

9. 环顾四周,确认所有人员离开病床。

10. 再次观察心电波形,确认需要除颤。两手拇指同时按压电极板"放电"按钮,迅速放电除颤。

11. 除颤后,再次观察心电图波形,判断除颤是否成功。

12. 除颤成功后,用纱布擦净患者皮肤,检查皮肤有无灼伤,帮患者穿好衣裤并盖被保暖,头偏向一侧,整理床单位。

13. 操作完毕,清理用物,整理除颤仪。

14. 密切观察患者病情变化,洗手,记录。

(四) 注意事项

1. 放置电极板时,避开伤口、瘢痕、中心静脉置管、起搏器植入部位,使电极板和皮肤接触良好。

2. 如患者带有植入性起搏器,应注意避开起搏器部位至少 10~15cm。患者身体上无金属饰物。

3. 密切监测患者异常心电波形,排除各种干扰和电极脱落,及时通知医师处理;带有起搏器的患者要区别正常心律与起搏心律。

4. 对躁动患者应当固定好电极和导线,避免电极脱位以及导线打折。

5. 除颤后应保留并标记除颤时自动描记的心电图。

6. 皮肤因电极板灼伤引起瘙痒、疼痛等情况,及时告知医护人员。

第十四节　心电监护技术

临床上,各种危急重症患者、急性期疾病患者以及较易因致命性心律失常而猝死的患者因病情变化快均应进行心电监护。心电监护仪是医院实用的精密医学仪器,能及时发现医务人员感觉器官不能判断或来不及判断的危急情况,现代化监护系统都带有强大的自动监测、识别、诊断、报警功能,能实现对各种致命性心律失常的自动监测和警示。心电监护能帮助了解心肌应激性、心脏节律、心房及心室去极化和复极化过程产生的波形变化及心率,能较早识别与心肌病变有关的电变化,为临床诊断、治疗和护理提供可靠的依据。

(一) 操作目的

1. 动态监测危重及术后患者的生命体征变化,判断生命体征有无异常。

2. 实时诊断心律失常。

3. 监测药物对心脏的影响,为预防、治疗、康复和护理提供依据。

(二) 操作前准备

1. **患者准备**　向患者解释心电监护的目的、方法、注意事项及配合要点,帮助患者取舒适体位。

2. **环境准备**　安静、整洁,温湿度适宜,光线充足。

3. **用物准备**　治疗车上层备心电监护仪,监护导联线、血压袖带及连接线、电源线、SpO_2 传感器、电极片、弯盘、乙醇纱布(如乙醇过敏者换生理盐水纱布)、记录单、笔、快速手消毒剂,治疗车下层备医疗废物桶、生活垃圾桶。

4. 护士准备　服装整洁、无配饰,头发整齐,指甲整洁。

(三) 操作步骤

1. 接收麻醉科医师医嘱,经双人核对无误后,至患者床旁,核对患者身份信息,向患者解释并取得合作。

2. 评估现场环境安全及患者病情、意识状态、酒精过敏史、胸腹皮肤状况等。

3. 洗手,戴口罩,准备用物。连接心电监护仪电源,开机检查心电监护仪,使其处于功能状态。

4. 携用物至患者床旁,再次核对患者身份信息及治疗项目。

5. 将心电监护仪放置于患者床头柜上,接好电源,开机,仪器完成自检。

6. 解开患者衣服,露出胸部,清洁皮肤。

7. 将电极片连接在监护导联线上,依次将电极片正确贴在患者胸壁上。

8. 为患者扣好衣服,将血压袖带系在患者上肢肘窝上 2~3cm,标记对准肱动脉搏动处,应避开输液一侧肢体,松紧以能放入 1 指为宜,根据医嘱设置血压测量间隔时间。

9. 连接 SpO_2 传感器探头,将血氧饱和度监测指套套在患者指端,避开测量血压的肢体,调整指套位置使 SpO_2 波形清晰。

10. 观察心电监测波形及 SpO_2 波形情况,排除干扰,测量血压,根据患者病情调节各参数,打开报警并根据患者病情调节各参数报警上下限。

11. 再次核对患者身份信息,进行相关宣教。整理床单位,询问患者需要。

12. 处理用物,洗手,取口罩,记录护理记录单。

13. 定时巡视患者,观察心电监护仪情况并记录。

(四) 注意事项

1. 注意保暖,避免受凉;注意保护患者的隐私,尊重患者。

2. 根据患者病情正确设置参数监测范围,报警系统应始终保持打开。

3. 妥善固定各导线,避免折叠、扭曲、缠绕等,不宜从腋下穿过,以免脱落。

4. 及时处理电极脱落、干扰等情况,观察电极部位的皮肤情况,若出现皮肤问题及时更换电极位置。每日更换新电极片,并观察粘贴电极片部位的皮肤情况,电极脱落应及时重新安置。

5. 放置电极片时,应避开伤口、瘢痕、中心静脉导管、起搏器及电除颤时电极板的放置位置。

6. 正确导联顺序

五导联　左上(LA):胸骨左缘锁骨中线第一肋间;左下(LL):左锁骨中线剑突水平处;右上(RA):胸骨右缘锁骨中线第一肋间;右下(RL):右锁骨中线剑突水平处;中间(V):胸骨左缘第四肋间。

三导联　左上(LA):胸骨左缘锁骨中线第一肋间;右上(RA):胸骨右缘锁骨中线第一肋间;左下(LL):左锁骨中线剑突水平处。

7. 不要在同一肢体上同时进行 SpO$_2$ 和血压的测量,SpO$_2$ 的测量不要长时间在同一部位,要定时更换测量手指。

8. 密切观察患者的病情及生命体征变化,出现危急报警应及时报告医师。

9. 心电监护仪专人管理,定期检查、消毒、维修、保养。

第十五节　压疮风险评估技术

压疮风险评估是对新入院、手术、转科、病情变化的患者,运用 Braden(表 1-15-1)或 Norton 压疮风险因素评估表(表 1-15-2)进行评分,对患者发生压疮的危险因素进行定性和定量的综合分析,由此判断其发生压疮的危险程度。

(一) 操作目的

1. 筛查压疮发生的高危人群,并根据评估结果制订并采取有效的预防措施。

2. 减少或消除压疮发生的危险因素,从而降低压疮预防护理工作的盲目性和被动性,提高压疮预防工作的有效性和护理质量。

(二) 操作前准备

1. 患者准备　根据患者年龄、手术时间、麻醉方式、环境温度等因素评估患者是否需要进行体表加温操作。

2. 环境准备　安静、整洁,温湿度适宜,光线充足。

3. 用物准备　治疗车、按摩液、浴巾、弯盘、翻身记录卡,视患者病情备防压器具,如翻身枕、海绵垫或海绵圈、透明贴、减压贴、快速手消毒剂、医疗废物桶、生活垃圾桶。

4. 护士准备　服装整洁、无配饰,头发整齐,指甲整洁。

表 1-15-1　Braden 压疮风险因素评估表

项目	1分	2分	3分	4分
感觉	完全受限	非常受限	轻度受限	未受损
潮湿	持续潮湿	潮湿	有时潮湿	很少潮湿
活动力	卧床	可以坐椅	偶尔行走	经常行走
移动力	完全无法移动	严重受限	轻度受限	未受限
营养	非常差	可能不足够	足够	非常好
摩擦力和剪切力	有问题	有潜在危险	无明显问题	—

总分:

总分≤18分,提示患者有发生压疮风险,应采取预防措施。其中评分≤9分为极高风险,9分<评分≤12分为高风险,12分<评分≤14分为中风险,14分<评分≤18分为低风险。

表 1-15-2 Norton 压疮风险因素评估表

参数	结果	分数
身体状况	好	4
	一般	3
	不好	2
	极差	1
精神状况	思维敏捷	4
	无动于衷	3
	不合逻辑	2
	昏迷	1
活动能力	可以走动	4
	帮助下可以走动	3
	坐轮椅	2
	卧床	1
灵活程度	行动自如	4
	轻微受限	3
	非常受限	2
	不能活动	1
失禁情况	无失禁	4
	偶有失禁	3
	常常失禁	2
	完全性失禁	1

Norton 量表评分 ≤15 分,提示患者有发生压疮的风险,应采取预防措施。其中评分 ≤12 分为高风险,评分 13 分为中风险,评分 14~15 分为低风险。

(三) 操作步骤

1. 双人核对患者身份信息。

2. 洗手,戴口罩。

3. 备齐用物携至患者床旁,再次核对。

4. 移开床边桌、椅至适当处,酌情关门窗,拉隔帘。

5. 松开床尾盖被,解开衣领,松裤带。酌情撤去翻身枕或防压用具,放于床边椅上。

6. 根据患者病情,协助其取适当卧位,观察患者身体各受压部位皮肤情况,评估患者。

7. Braden 危险因素评估表 是目前国内外用来预测压疮发生的较为常用的方法之一(表 1-15-1),对压疮高危人群具有较好的预测效果,且评估简便、易行。Braden 危险因素评估表的评估内容包括感觉、潮湿、活动力、移动力、营养及摩擦力和剪切力6个部分。总分值范围为6~23分,分值越低,提示发生压疮的危险性越高。评分≤18分,提示患者有发生压疮的危险,建议采取预防措施。

8. Norton压疮风险评估量表　也是目前公认用于预测压疮发生的有效评分方法(表1-15-2),特别适用于老年患者的评估。Norton压疮风险评估量表评估5个方面的压疮危险因素:身体状况、精神状态、活动能力、灵活程度及失禁情况。总分值范围为5~20分,分值越少,表明发生压疮的危险性越高。评分≤14分,提示易发生压疮。由于此评估表缺乏营养状态的评估,故临床使用时需补充相关内容。

9. 操作过程中注意观察患者受压部位皮肤的情况,为患者保暖,询问患者感受及不适。

10. 协助患者穿好衣裤,按翻身卡上的记录取合适体位,必要时给予翻身枕支持,两膝之间放一软枕。

11. 协助患者取舒适体位,整理床单位,将呼叫器置于易取处,询问患者需要,行相关知识宣教,酌情开门窗及拉开隔帘。

12. 分类处理用物。

13. 洗手,取口罩,记录。

（四）注意事项

1. 操作过程中注意观察病情变化。

2. 重点关注手术高危因素　如手术时间>2h者、侧卧位或俯卧位者、年老体弱者等。

3. 躁动患者有导致局部皮肤受伤的危险,可用透明膜予以局部保护。

4. 注意体温监测,采用液体加温、温毯仪等措施预防低体温,减少压疮发生的因素。

第十六节　非计划拔管的风险评估技术

非计划拔管(unplanned extubation,UEX)是指为患者治疗需要而留置在患者体内的各种导管,未经医护人员同意,患者将导管自行拔出,或其他原因(包括医护人员操作不当)造成的导管脱落,也指根据病情需要仍需留置,却因某种因素不得不拔除的事件。非计划拔管的风险评估技术就是运用各种手段和方法评估患者非计划性拔管的风险程度的技术。

（一）操作目的

1. 减少非计划性拔管的发生,保护患者安全。

2. 提高护理质量,提高患者满意度。

3. 增强护理人员的预见性护理意识。

（二）操作前准备

1. 患者准备　患者取舒适体位,拉起床栏。

2. 环境准备　安静、整洁,温湿度适宜,光线充足,配有床帘。

3. 用物准备　呼吸机、心电监护仪、吸痰装置、吸痰管、留置针、一次性无菌透明敷贴、胶布、供氧装置、输氧面罩或鼻导管、听诊器、治疗盘、纸巾、医疗废物桶、麻醉面罩、口咽或鼻咽通气道、牙垫、简易呼吸器、快速手消毒剂。

4. 护士准备　服装整洁、无配饰,头发整齐,指甲整洁。

(三) 操作步骤

1. 双人核对医嘱,至患者床边,双人核对患者身份信息。

2. 洗手,戴口罩。

3. 携用物至患者床旁,再次核对患者信息。

4. 评估患者意识状态、情绪、配合程度、活动度等。

5. 高风险患者(意识障碍、烦躁不安、术后麻醉未清醒、语言表达不清的高龄患者或对导管极度不耐受患者)应在床边或其他醒目位置放置预防非计划性拔管警示标识并床头交接班。

6. 评估导管连接是否完好,高危导管采用红色标识,非高危导管采用黄色标识。

7. 检查导管标识是否粘贴规范,如有异常应立即更换。

8. 评估导管是否有效固定,保证引流通畅,固定导管用的敷料应具有无浸渍、高通透性,避免导致器械相关性损伤,当固定敷料出现污染、潮湿、黏性下降、卷边甚至脱落等情况应及时更换。

9. 询问患者需要,整理用物,协助患者取舒适体位。

10. 告知患者或家属留置导管重要性,保护导管,防止意外脱出。

11. 按要求分类处理用物。

12. 洗手,取口罩,记录。

(四) 注意事项

1. 查看患者病史、置管史、意外拔管史等。

2. 严格执行操作规范,搬运患者及进行各项操作时防止牵拉、移位。

3. 躁动患者应遵医嘱给予适当约束、适度镇静。

4. 加强管道的有效固定,特殊患者加强巡视。

5. 应向清醒患者或家属说明各种管道的重要性和自行拔管的危害性,尽量满足患者的需求,减少患者焦虑情绪。

第十七节　跌倒/坠床评估技术

通过量化评估跌倒/坠床风险,防范与减少患者跌倒/坠床及其他意外事件发生,保障患者诊疗过程安全。

（一）操作目的

防范与减少患者跌倒／坠床及其他意外事件发生,保障患者诊疗过程安全。

（二）操作前准备

1. 患者准备　患者取舒适体位,拉起床栏,锁定转运床刹车固定装置。

2. 环境准备　安静、整洁、温湿度适宜、光线充足。

3. 用物准备　治疗车上层:治疗盘内放无菌手套、弯盘,快速手消毒剂,跌倒／坠床评分表(表1-17-1)、病历、医嘱执行单。治疗车下层:医疗废物桶。

表 1-17-1　患者跌倒／坠床风险护理评估表

评估内容	评估标准	标准分	评估日期		
精神状况	昏睡或昏迷	1			
	嗜睡	2			
	意识模糊或躁动或谵妄或痴呆	3			
活动情况	仅能床上活动	2			
	行走需要帮助或使用辅助工具或步态不稳或站立时平衡障碍	4			
年龄因素	>60 岁或<12 岁	2			
疾病因素:低血压(包括体位性低血压)、眩晕症、帕金森综合征、癫痫发作、贫血、短暂性脑缺血发作、严重营养不良、关节疾病	患一种疾病	2			
	患两种及以上疾病	3			
用药情况:麻醉药物、抗组胺类药物、缓泻剂或导泻药物、利尿剂、降压药、降糖药物、抗惊厥药物、抗抑郁药物、镇静催眠药物	使用任意一类药物	1			
	使用任意两类及以上药物	2			
感觉功能	单眼或双眼矫正视力<0.3	1			
	单盲或视野缺损	2			
	双盲或双眼包扎	3			
跌倒史	入院前 3 个月内有跌倒史	2			
评估得分					
评估人签名					

分数高表示风险增加:轻度风险 3~8 分;中度风险 9~14 分;高度风险 15~20 分。

4. 护士准备 服装整洁、无配饰,头发整齐,指甲整洁。

(三) 操作步骤

1. 双人核对医嘱。

2. 至患者床旁,双人核对患者身份信息,查看患者病历,了解患者麻醉方式及既往是否有跌倒/坠床史。

3. 调节室温,遮挡患者。

4. 洗手、戴口罩、戴手套,准备用物。

5. 携用物至患者床旁,再次核对患者身份信息,检查患者转运床的刹车固定装置是否有效,床栏是否牢固。

6. 轻拍患者,评估患者的意识状态,予以指令性动作与对话,查看患者的协作与配合。

7. 根据跌倒/坠床评分表逐项评估患者,密切监测患者的生命体征。

8. 根据跌倒/坠床评分结果为患者做出适当的预防跌倒/坠床的措施。

9. 询问患者需要,协助患者取舒适体位,整理床单位。

10. 按要求分类处理用物。

11. 取手套、洗手、取口罩,记录患者跌倒/坠床评分,对于评分较高的患者及时汇报医师,床前悬挂警示牌。

(四) 注意事项

1. 患者在麻醉恢复室期间,转运床刹车固定装置始终保持锁定状态,特殊情况需要移动时,移动后及时锁定。

2. 与巡回护士交接班完毕后,应立即升起两侧床栏并固定,特殊患者需用约束具进行约束。

3. 对意识不清、小儿及苏醒期躁动的患者,应有专人看护。

4. 运送患者回病房前,再次检查转运车各项功能是否完好,床栏是否固定妥当。转运过程中麻醉科护士始终处于患者头侧,严密观察生命体征。回病房后,告知病区护士患者跌倒/坠床评分分值,提醒护士加强巡视及实施防范措施,并告知患者及家属,使其了解预防跌倒/坠床的意义及防范措施。

第十八节 注射泵的使用

注射泵是指通过设备来推动注射器,完成注射药量准确、速度平稳且精准输入液体的一种仪器。注射泵作为药物治疗辅助和生命支持装备,应用广泛,麻醉科常用于静脉全身麻醉及麻醉辅助用药。

（一）操作目的

定时、定量地从静脉输入液体和药物,使液体和药物输入准确安全,流速均匀。

（二）操作前准备

1. 患者准备　患者取合适体位。

2. 用物准备　注射泵、无菌盘、专用注射泵管、遵医嘱备药物、静脉注射盘、输液架,必要时备特殊药物提示卡,如患者无留置针需备留置针、注射器、快速手消毒剂。

3. 环境准备　安静、整洁、温湿度适宜、光线充足。

4. 护士准备　服装整洁、无配饰,头发整齐,指甲整洁。

（三）操作步骤

1. 双人核对医嘱,准备用物。

2. 携输液架到患者床边,核对患者身份信息,向患者及家属解释操作目的。

3. 评估患者。

4. 检查注射泵是否处于功能状态,备用电池电量是否充足。将注射泵携至患者床边,妥善固定于输液架上,连接好电源线。

5. 洗手,戴口罩。

6. 检查并核对药物的名称、浓度、剂量、性质、有效期。

7. 选择合适的注射器。检查注射器,专用注射泵管,棉签有效期,包装是否漏气。

8. 遵医嘱按无菌原则配制药液于注射器内,套好针帽,并将患者姓名、住院号、药名、浓度、配制时间、配制人的标签贴于注射器上,置于无菌盘内。

9. 携用物至患者床边,再次核对并解释。

10. 采用脉冲式冲洗方法冲洗留置针或中心静脉通路,无静脉通路者需建立静脉通路。

11. 打开注射泵管,正确连接注射器上,排气。

12. 打开注射泵注射器夹,注射器刻度对外,将注射器放入注射泵注射器安全支架内,关闭注射器夹。

13. 打开注射泵电源开关,遵医嘱设置正确的泵入速度。

14. 再次核对无误后,将泵管与患者静脉通路连接。按"开始"键后持续泵入药物。

15. 观察注射泵运转是否正常,告知患者输注药物名称、作用及注意事项,输注过程中不可自行调节速度。

16. 如需调节输液速度应先停止,重新设置泵入速度后再次按下"开始"键即可。

17. 协助患者取合适卧位,意识清醒患者应询问患者需要,整理床单元。

18. 整理用物,洗手,取口罩,记录。

19. 加强巡视,随时查看注射泵工作状态。

20. 遵医嘱停止泵入药液。

（1）关闭输液卡口,将泵管与静脉留置管路分开。按下"停止"键,打开注射夹,取下注射器。

（2）关闭注射器夹及电源开关。

（3）拔下电源插头。

21. 整理用物，洗手，取口罩，记录。

（四）注意事项

1. 注射器要固定牢固，各卡口连接紧密。

2. 掌握注射泵各功能键使用方法和报警处理。

3. 定时保养及维护注射泵，保持注射泵在充电状态。

4. 更换注射器时，先使输液泵运行后再连接患者静脉输液通路，防止药物大量进入或不均匀进入患者体内。更换速度要快，尽量缩短药液间断进入体内的时间。

5. 告知患者尽量卧床休息，如需下床活动应立即通知护士进行处理后，方可下床。

（兰 星 范 丽 李文奇 冯 慧）

第二章
麻醉基础操作技术

第一节　气管插管术

气管插管是指将一特制的气管导管经口腔或鼻腔置入气管内的技术,这一技术能为气道通畅,通气供氧,呼吸道吸引和防止误吸等提供最佳条件。气管插管术是急救工作中常用的重要抢救技术,是呼吸道管理中应用最广泛,最有效,最快捷的手段之一,是医务人员熟练掌握的基本技能,对抢救患者生命,降低病死率起到至关重要的作用。

（一）操作目的

1. 有效保持呼吸道通畅,清除呼吸道分泌物或异物,减少气道阻力,增加肺泡有效通气量。

2. 需要应用机械通气的患者,须先行气管插管。

3. 气管插管后便于气道给药及气道湿化。

（二）操作前准备

1. 患者准备　气管插管前或术前告知患者及家属气管插管的目的,指导患者在插管及拔管时的配合方法,告知注意事项。

2. 环境准备　安静、整洁、温湿度适宜、光线充足。

3. 用物准备　心电监护仪、喉镜、听诊器、气管导管芯、医用水溶性润滑剂、插管钳、气管导管、牙垫(或口塞)、吸痰管、口咽通气管、无菌手套、麻醉面罩、简易呼吸器、注射器、胶布、按需备药、快速手消毒剂。如遇困难气道患者需要插管,还应当准备特殊设备,包括喉罩、可视喉镜、支气管纤维镜、气管插管盲探条等。为可疑传染病患者插管,必要时备防护目镜、防护衣等。

4. 操作者准备　服装整洁、无配饰,头发整齐,指甲整洁。

（三）操作步骤

1. 双人核对医嘱。

2. 检查心电监护仪、氧气源、吸引装置处于功能状态。检查喉镜型号合适,性能完好。

3. 洗手,戴口罩。携用物至患者床旁,双人核对患者身份信息。

4. 患者取仰卧位,头、颈、肩相应垫高 8~10cm;连接心电监护仪测量生命体征、SpO_2 并记录。

5. 选择合适气管导管、充分润滑导管前端 6~8cm 的外表面,按需置入导管芯。

6. 再次检查患者口腔、鼻腔,如有活动性义齿,则取下。清除口鼻腔内分泌物。

7. 按医嘱准备药品　镇静药、镇痛药、肌松药。

8. 使用手动简易呼吸器和麻醉面罩给予患者充分给氧,提高患者氧合。

9. 遵医嘱给试验剂量麻醉药,测试气道阻力和肺的顺应性,良好者给予全量麻醉药及肌松药。

10. 操作者戴手套,站于患者头端,右手轻推伸头部以使患者的口腔自动开启,右手拇指、示指拨开患者下唇。

11. 左手持喉镜沿右侧口角置入口腔,将舌体推向左侧,喉镜片移至正中位,暴露声门。

12. 右手以握毛笔式手势持气管导管,斜口端对准声门裂,轻柔地将导管插入气管,导管斜口进入声门 1cm 时,助手协助抽出导管芯,退出喉镜,无呼吸者,即连接麻醉机或呼吸机进行机械通气。

13. 听诊双肺呼吸音是否对称,确定气管导管位置。

14. 确定气管插管成功后,置入牙垫,将导管与牙垫用长胶布妥善固定,导管气囊内注入适量空气。

15. 动态观察患者的生命体征,每隔 5~10min 记录 1 次,发现异常及时报告并遵医嘱处理。

16. 观察患者的呼吸道情况,及时清除呼吸道分泌物。

17. 整理用物　按要求分类处理。

18. 操作者洗手,取口罩。记录插管的日期、时间,导管置入的深度、气囊充气量以及用药的情况。

(四) 注意事项

1. 插管过程中注意无菌原则。

2. 选择合适的气管导管,管芯内端短于导管口 1~1.5cm。

3. 插管前检查插管用物是否齐全,喉镜性能是否完好。

4. 插管操作时切勿时间过长,以免引起反射性心跳、呼吸骤停。

5. 插管时不能将患者门齿作为喉镜支点,而应将喉镜水平向上提起。

6. 导管套囊充气不可过多,压力保持在 25~30cmH$_2$O,以免压迫气管黏膜。

7. 对于呼吸困难或呼吸停止患者,插管前应先行人工呼吸、吸氧等抢救措施,以免因插管费时而增加患者缺氧时间。

第二节　喉罩置入术

喉罩(laryngeal mask airway,LMA)是临床常用的介于面罩和气管导管之间的新型通气工具,是一种不侵入气管的气道装置,经口将其插入咽喉部,罩子在喉周围形成密封圈,由通气导管与外界相通,可解除呼吸道梗阻,保持呼吸道通畅和有效通气,由于其具有操作简便,便于掌握,损伤小,患者耐受性好等优点,已在临床上,特别是紧急气道开放中得到广泛的应用。

（一）操作目的

1. 用于择期、短小手术全身麻醉中建立人工气道。

2. 心肺复苏急救中作为紧急通气道的工具。

3. 用于插管困难患者。

（二）操作前准备

1. 患者准备　了解患者年龄、体重、病情、气道情况,评估患者是否有使用喉罩的禁忌证(如未禁食及胃排空延迟患者,有反流和误吸危险等),判断患者意识及镇静程度。告知患者及家属操作目的,指导患者在插喉罩及拔喉罩时的配合方法,告知注意事项。

2. 环境准备　安静、整洁,温湿度适宜,光线充足。

3. 用物准备　心电监护仪、合适型号喉罩、麻醉面罩、吸引装置、吸痰管、注射器、无菌手套、胶布、无菌润滑剂、听诊器、喉镜、简易呼吸器、快速手消毒剂。为可疑传染病患者进行操作,必要时备防护目镜、防护衣等。

4. 操作者准备　服装整洁、无配饰,头发整齐,指甲整洁。

（三）操作步骤

1. 双人核对医嘱。

2. 检查心电监护仪、氧气源、吸引装置处于功能状态;检查喉镜型号合适,性能完好;检查喉罩的型号是否合适、有效期、包装是否完整。

3. 洗手,戴口罩,携用物至患者床旁,再次核对患者信息。

4. 患者取平卧位,头后仰、清理口腔、鼻腔分泌物及异物,有义齿者取下。

5. 检查通气罩体和通气管是否完好,通气导管应能向后弯曲180°。

6. 将喉罩充气囊充气,检查是否漏气,用注射器抽尽喉罩充气囊内气体。

7. 检查润滑剂的有效期,性质,将喉罩的背面涂抹润滑剂(不能涂在其开口处,避免润滑剂进入喉头诱发喉痉挛或喉罩移位)。

8. 清醒患者遵医嘱协助麻醉科医师诱导或充分的表面麻醉后即可置入喉罩。

9. 操作者戴手套,站于患者头顶处,右手轻推患者头部,使患者头轻度后仰,轻托下颌。

10. 置入喉罩

(1)盲探法(手指引导法)　操作者用左手的拇指和示指十字交叉撑开口腔,右手持笔式持喉罩,从口正中或一侧口角将喉罩轻柔放入口腔内,罩口朝向下颌(也可朝向上腭,待将喉罩置入口腔至咽喉底部后,轻巧旋转180°,喉罩口对向喉头后,再继续往下推置喉罩,直至不能再推进为止),左手拇指顺势下滑,压住舌体,与其他四指同时向上提起下颌,增大喉罩进入空间,右手示指持续压住喉罩紧贴上腭,沿舌正中线贴硬腭、软腭、咽后壁向下顺序置入,直至不能再推进为止。

(2)喉镜辅助明视法　按常规方法置入喉镜,显露或不显露声门均可,右手持笔式持喉罩,罩口朝向下颌,将喉罩沿舌正中线贴硬腭、软腭、咽后壁向下顺序置入,直至不能再推进为止。

11. 根据喉罩型号向周围的套囊适量充气。

12. 连接麻醉机/呼吸机,在手控呼吸模式下,观察胸廓起伏,呼气末二氧化碳波形与数值及气道压情况是否正常;听诊双肺呼吸音是否对称和清晰;听诊颈前区是否有漏气杂音;听诊剑突下方是否有气过水声,确认喉罩置入位置适当。

13. 脱手套,用胶布在口角两侧交叉固定导管。

14. 动态观察患者生命体征,每隔 5~10min 记录 1 次,发现异常及时报告并遵医嘱处理。

15. 观察患者的呼吸道情况,及时清除呼吸道分泌物。

16. 整理用物　按要求分类处理。

17. 洗手,取口罩。记录喉罩置入的日期、时间、型号、气囊充气量以及用药的情况。

(四) 注意事项

1. 根据患者体重选择适当大小的喉罩,喉罩过小常致插入过深,造成通气不良;喉罩过大不易到位,容易漏气。1# 喉罩用于体重<5kg 的新生儿和婴儿;1.5# 喉罩用于体重 5~10kg 的婴儿;2# 喉罩用于体重 10~20kg 的小儿;2.5# 喉罩用于体重 20~30kg 的小儿;3# 喉罩用于体重 30~50kg 的小儿及成人;4# 喉罩用于体重 50~70kg 的成人;5# 喉罩用于体重 70~100kg 的成人。

2. 喉罩与硬腭接触前,必须使喉罩完全展开,然后再逐步送入咽腔,若喉罩在舌后遇到阻力时,不可强行插入,其罩端导管处不能打折,以防造成损伤。

3. 置入喉罩后,不能作托下颌操作,否则易导致喉痉挛或喉罩移位。

4. 使用过程中,密切观察生命体征、神志、面色变化,严密监测呼气末二氧化碳及 SpO_2 变化。注意观察有无呼吸道梗阻。

5. 正压通气时,气道压不宜超过 $20cmH_2O$,否则易发生漏气或气体进入胃内。注意观察通气效果,密切听诊呼吸音,观察胃区是否膨胀,严重者可并发反流和误吸,一旦发生反流和误吸,应立即拔除喉罩,清理呼吸道,并改用其他通气置管方式。

第三节　气管导管拔除术

气管导管拔除术是指拔除已插入患者气管内的导管,是在医师的指导下完成的操作技术。

(一) 操作目的

1. 拔除全身麻醉后及短期气管插管后患者的气管导管,解除气管导管对呼吸道的刺激。

2. 更换气管导管,预防呼吸道感染,保证患者舒适。

(二) 操作前准备

1. 患者准备 医师评估患者达到拔管指征,患者取舒适体位,拉起床栏。

2. 环境准备 安静、整洁,温湿度适宜,光线充足。

3. 用物准备 心电监护仪、吸痰装置、吸痰管、供氧装置、氧气面罩或鼻导管、一次性注射器(10ml)、听诊器、治疗盘、麻醉面罩、口咽或鼻咽通气道、喉镜、口径适当气管导管和管芯、简易呼吸器、纸巾、医疗废物桶、快速手消毒剂。

4. 护士准备 服装整洁、无配饰,头发整齐,指甲整洁。

(三) 操作步骤

1. 双人核对医嘱。

2. 至患者床边,双人核对患者身份信息,听诊患者双肺呼吸音,是否有痰鸣音,若无痰鸣音、口腔内亦无分泌物则不用给患者吸痰,检查吸痰及吸氧装置是否处于功能状态,放置吸氧卡、四防卡。

3. 洗手,戴口罩,准备用物。

4. 携用物至患者床旁,再次双人核对患者信息及操作项目。

5. 调整呼吸机以确保达到合适的呼吸状态,通过呼吸回路提供 100% 的吸入氧浓度,以实现供氧最大化,并观察生命体征和 SpO_2。

6. 根据听诊结果评估患者气道分泌物情况,选择是否吸痰。

7. 解除约束导管的胶带或固定装置,患者头偏向一侧,防止误吸。

8. 在麻醉科医师的指导下,用注射器在患者处于吸气高峰时将气管导管气囊内气体抽出,将气管导管从气道内拔除。

9. 拔管后指导患者有效咳嗽和咳痰,清除口腔分泌物,观察有无声音嘶哑、喉痉挛、喉头水肿情况。

10. 观察患者生命体征、SpO_2、气道是否通畅、听诊双肺呼吸音与之前比较等,根据患者呼吸情况选择合适的吸氧方式。

11. 整理床单位,询问患者需要,取舒适卧位。

12. 分类处理用物。

13. 洗手、取口罩,记录。

(四) 注意事项

1. 评估患者肺部及口腔内分泌物情况,若分泌物多则拔管前吸净气道及口鼻咽部分泌物,拔管后若口鼻咽部仍有分泌物应鼓励患者自行咳出。若无分泌物则不用给患者吸痰,以减少吸痰刺激引起的咳嗽、喉痉挛等。

2. 吸痰注意无菌操作,吸痰时间不超过 15s。若患者气道分泌物较多,两次吸痰间隔应大于 3min。

3. 吸痰动作要轻柔,吸痰过程中密切观察患者的 SpO_2。

4. 拔管动作轻柔,尽可能减轻患者不适。

5. 拔除气管导管后,及时给予氧气面罩或鼻导管吸氧。

6. 及时记录患者的拔管时间和生命体征。

7. 在拔管过程中应严密观察患者的生命体征和 SpO_2,注意观察拔管后并发症。

8. 拔管后若发生喉痉挛或呼吸不畅,可使用简易呼吸器加压给氧,必要时再行气管插管。

9. 清醒患者拔管,应在拔管过程中与患者沟通,取得协助,减轻不适感与恐惧,做好人文关怀。

第四节　动脉血气分析标本采集技术

动脉血气分析是临床常用的检测方法,是指对动脉血液中不同类型的气体和酸碱性物质进行分析的技术过程。主要用于检测患者动脉血中的 pH 值、氧分压、SpO_2、二氧化碳分压等以及其他离子的含量,常用来了解患者的氧合状况、酸碱度及电解质等内环境情况。

(一) 操作目的

1. 了解血液中的酸碱度,判断有无酸碱平衡失调。

2. 了解氧合状况,判断肺通气和换气功能,指导调整麻醉机 / 呼吸机参数。

3. 了解机体电解质状况,判断有无电解质紊乱,指导纠正电解质。

(二) 操作前准备

1. 患者准备　了解动脉血标本采集的目的、方法、临床意义、注意事项及配合要点;患者取舒适体位,暴露穿刺部位;测体温。

2. 环境准备　安静、整洁,温湿度适宜,光线充足,符合无菌操作要求。

3. 用物准备　治疗车上层:治疗盘、弯盘、活力碘、棉签、动脉采血针、无菌手套、小垫枕、小沙袋、检验单、标签或条形码、一次性治疗巾 2 块、体温枪、快速手消毒剂。治疗车下层:医疗废物桶、生活垃圾桶、锐器盒。

4. 护士准备　服装整洁,无配饰,头发整齐,指甲整洁。

(三) 操作步骤

1. 双人核对医嘱、检验单、标签(或条形码)及标本容器(动脉血气针)。

2. 携医嘱转抄单、检验单至患者床旁,核对患者身份信息,做好解释工作。

3. 评估患者凝血功能,体温,吸氧情况及氧浓度、穿刺部位有无创伤、手术史,初步拟定进行穿刺的血管(可抽取桡动脉、足背动脉或股动脉血),评估有无动脉置管,若有动脉置管,了解其是否通畅。

4. 洗手,戴口罩。检查动脉血气针包装是否完好,有效期。取出动脉血气针,将活塞拉至所需血量刻度,无误后贴标签(或条形码)于标本容器外壁上,置于一次性治疗巾内。

5. 携用物至患者床旁,再次核对,解释。

6. 协助患者取舒适体位(平卧位或半卧位),暴露采血部位(本次以桡动脉为例),下垫小软枕,将治疗巾铺于小软枕上。

7. 以穿刺点为中心螺旋消毒,消毒范围大于 8cm,待干。再次核对患者床号、姓名、住院号、采血项目。戴无菌手套。

8. 在消毒范围内,左手触及欲穿刺动脉的搏动最明显处,将该处固定于左手示指和中指间,右手执笔式持针沿动脉走向在搏动最强下方以 30°~45° 角进针,见回血后,右手固定穿刺部位的方向和深度,左手快速采血到所需血量。

9. 采血完毕,迅速拔针,局部用无菌纱布垂直按压穿刺部位 5~10min 至无出血。

10. 立即将针头插入密封针套内,用手掌来回搓动标本,使之与抗凝剂混匀,将采血针内血液与空气隔绝。

11. 撤去治疗巾及小垫枕,脱手套。

12. 再次核对,无误后将患者是否吸氧,用氧方式,用氧浓度,体温及采集时间标注于治疗单上,连同血气标本放于治疗巾并及时送检。

13. 协助患者取舒适卧位,整理床单位,健康宣教,询问患者需要。

14. 有动脉置管 用 10ml 或 20ml 注射器将动脉置管前段血抽出(至少 10ml),用动脉采血针抽取 ≥ 1.6ml 血液,放治疗盘内。再将抽出的血液排尽空气后通过动脉置管注回患者动脉内,冲管(动脉置管)。

15. 分类处理用物,洗手,取口罩,记录。

(四) 注意事项

1. 严格执行查对制度及无菌操作原则。

2. 桡动脉穿刺点为前臂掌侧腕关节上 2cm、动脉搏动明显处。股动脉穿刺点在腹股沟韧带中点下方约 1cm 处,股动脉搏动最明显处,穿刺时,患者取仰卧位,下肢伸直略外展外旋,以充分暴露穿刺部位。

3. 患者饮热水、洗澡或运动后,需休息 30min 再行采血,避免影响检查结果。

4. 动脉采血时,一般动脉穿刺成功后鲜红色的血液无需抽吸即可自涌入注射器内,如用力抽吸出暗红色的血液则提示针头误入静脉,临床上误入股静脉较为常见,提示操作者需重新选择动脉,再次穿刺采血。

5. 标本采集正确,血标本不得混有空气。

6. 标本采集后应立即送检,

7. 有出血倾向患者应慎用动脉穿刺法采集动脉血标本。

8. 拔针后,局部用无菌纱布或沙袋加压止血,以免出血或形成血肿,压迫止血至不出血为止。

9. 若使用非一次性动脉采血针,采血用的空针必须提前充分肝素化。

10. 标本采集完毕后应标识明确,以免将患者标本弄错,造成不良后果。

第五节　中心静脉压监测技术

中心静脉压(central venous pressure,CVP)是上腔静脉、下腔静脉进入右心房处的压力,CVP 测定是经颈内静脉或锁骨下静脉,将中心静脉导管插入上腔静脉或右心房,测量中心静脉内的压力,可反映体内血容量、静脉回血量、右心室充盈压力或右心功能的变化,其正常值为 5~12cmH$_2$O。

(一) 操作目的

1. 原因不明的急性循环衰竭患者,测定中心静脉压借以鉴别是否血容量不足或心功能不全。

2. 大手术或其他需要大量输血、补液时,借以监测血容量的动态变化,防止发生循环负荷过重的危险。

3. 血压正常但伴有少尿或无尿时,借以鉴别少尿原因为肾前性或为肾性因素。

4. 可通过中心静脉导管行胃肠外营养,快速输血,抢救大量出血等低血压休克。

(二) 操作前准备

1. 患者准备　了解患者病情意识,心理状态及合作情况,询问有无此操作经历,判断患者是否处于安静状态,判断患者深静脉置管位置及通畅情况。

2. 环境准备　安静、整洁,温湿度适宜,光线充足。

3. 用物准备　心电监护仪、压力传感器、测压模块、导线、输液架、加压输液袋、活力碘、三通、输液器、一次性使用注射器(10ml)1 个、肝素盐水、一次性治疗巾、快速手消毒剂、无菌手套,医嘱执行单。

4. 护士准备　服装整洁、无配饰,头发整齐,指甲整洁。

(三) 操作步骤

1. 双人核对医嘱。

2. 至患者床边,双人核对患者身份信息,评估患者,说明目的取得配合。

3. 洗手,戴口罩,准备用物。

4. 携用物至患者床旁,再次核对患者信息。

5. 打开心电监护仪,安装压力模块连接压力导线,选择 CVP 模块。

6. 戴手套,铺无菌巾,打开压力传感器包装,连接压力传感器与肝素盐水,冲洗压力传感器管道,排尽空气,查看有无气泡,连接三通,并将肝素盐水装入加压输液袋,并将加压输液袋注入空气调节好压力,挂输液架备用。

7. 清毒中心静脉端口,抽回血,检查是否通畅。

8. 患者保持安静平卧,双腿伸直,双手平放在身体两侧。

9. 将压力传感器与右心房处于同一水平(相当于平卧时腋中线第四肋间水平处),调节三通方向,将压力传感器液体与大气相通,归零。

10. 转动三通方向,暂停静脉输液,使转换器与患者相通并于大气隔绝,这时屏幕上显示有规律的波形,同时有数值显示,取一个相对稳定的数值作为中心静脉压。

11. 调节三通,使之处于持续输液状态。

12. 确认正确的连接和整个监测系统通畅,无打折。核查加压输液袋时常保持压力300mmHg。设置合适的报警线。

13. 询问患者需要,整理用物,协助患者取舒适体位。

14. 按要求分类处理用物。

15. 洗手,取口罩,记录患者的中心静脉压数值并报告医师。

(四) 注意事项

1. 根据病情需要定时进行测量,测压时管道应通畅,以免引起结果不准确,通畅的标志是回血好、测压管液面随心率有波动。

2. 校零时压力传感器与患者右心房保持同一水平。即仰卧时第四肋与腋中线交点,侧卧时胸骨右缘第四肋间水平;患者改变体位要重新调节零点,如零点位置不正确(高则中心静脉压偏低,低则中心静脉压偏高);体位改变及床头抬高或下降影响中心静脉压测量值。

3. 缺氧、肺血管收缩、气管插管或气管切开、患者挣扎和躁动、控制呼吸时胸内压增加、腹腔手术和压迫等均使 CVP 升高,接呼吸机辅助通气的患者测压时可根据病情暂时脱开呼吸机;麻醉过深或椎管内麻醉时血管扩张,CVP 降低;咳嗽、吸痰、呕吐、躁动、抽搐应在安静后 10~15min 测量。

4. 防止感染。穿刺部位消毒并更换敷料。敷料有污染时随时更换。疑有管腔堵塞时,不能强行冲注,只能拔除,以防血块栓塞。

5. 操作时严格遵守无菌原则。

6. 测压通路正在输血时,应在测压前用生理盐水冲净管内血液再进行测压。

第六节　有创动脉血压监测技术

有创动脉血压(Arterial Blood Pressure, ABP)监测技术是通过穿刺动脉并将动脉导管置入患者动脉内(通常选择比较粗大的动脉,如桡动脉、股动脉、肱动脉、腋动脉等)连接监测装置,直接测量动脉血压的一种方法。由麻醉科护士协助麻醉科医师完成。

(一) 操作目的

1. 能够持续、动态、直观地反映患者动脉压力的变化,准确可靠,随时取值。

2. 根据动态波形判断心肌收缩能力。

3. 根据动态血压变化,合理调整血管活性药物。

4. 可反复采集动脉血气标本,减少患者的痛苦。

（二）操作前准备

1. 患者准备 麻醉科医师评估患者需要行有创动脉血压监测技术,患者取舒适体位。

2. 环境准备 安静、整洁,温湿度适宜,光线充足。

3. 用物准备 心电监护仪、压力传感器、压力模块、导线、输液架、加压输液袋、活力碘、三通,一次性输液器、注射器(10ml)1个、肝素盐水、无菌治疗巾、快速手消毒剂、无菌手套、医嘱执行单。

4. 护士准备 服装整洁、无配饰,头发整齐,指甲整洁。

（三）操作步骤

1. 双人核对医嘱。

2. 至患者床边,双人核对患者身份信息,评估患者,说明目的取得配合。

3. 洗手,戴口罩,准备用物。

4. 携用物至患者床旁,再次核对患者信息。

5. 打开心电监护仪,安装压力模块连接压力导线,选择有创测压模块。

6. 戴手套,铺无菌巾,打开压力传感器包装,连接压力传感器与肝素盐水,冲洗压力传感器管道,排尽空气,查看有无气泡,连接三通,并将肝素盐水装入加压输液袋,加压输液袋充气至300mmHg并将加压输液袋挂输液架备用。

7. 管路连接 肝素液冲洗压力传感器管路排气,压力传感器上端连接心电监护仪,下端连接传感器管路,固定于固定架,连接三通及穿刺针,注射器排气。

8. 患者保持安静平卧,双腿伸直,双手平放在身体两侧。

9. 再次核对心电监护仪校零点 固定压力传感器,平患者右心房水平(即平患者的腋中线水平),调节压力模块,调节测压装置三通,关闭患者端,改与大气相通,选择模块传感器校零,调节心电监护仪上"ABP"监测波形为直线,数值为"0"。

10. 测压 关闭与大气相通端三通,接通患者端三通,心电监护仪出现数值与波形,测量读取数值。

11. 自动读数 设定报警线,一般为实际动态血压,出现超射波时,与无创血压对比衡量。

12. 安置患者,整理床单位,核对医嘱并处理用物。

13. 洗手,取口罩,记录。

14. 异常情况及时汇报医师,遵医嘱处理。

（四）注意事项

1. 穿刺针及测压管均应妥善固定,防止脱落出血,固定置管肢体时,切勿行环形包扎或包扎过紧。

2. 观察有无穿刺处出血、渗血,一旦发现给予加压止血,及时更换透明敷贴。

3. 严格无菌操作,定时消毒穿刺部位,防止污染。

4. 保持测压管道通畅,定时用肝素稀释液冲洗测压管,防止凝血发生。当压力波形异常时,应查找原因,如果因管道内有凝血而发生部分堵塞的情况,应抽出凝血块加以疏通,千万不可用力推,以免造成血栓栓塞。如不能疏通,应予以拔除,必要时重新置管。

5. 校对零点　传感器的高度与心脏在同一水平,位置偏高,则测量出的数值偏低,反之,传感器位置偏低,测量出的数值偏高。更换体位、传感器位置变换时应及时校正零点。

6. 采用传感器测压,应定期对测压仪校验。

7. 测压前和测压中定时用血压计测量患者血压,与有创测压值对照,及时发现并纠正测量误差。

8. 导管留置时间不宜超过 1 周,一旦病情平稳即应及时拔管,拔管时穿刺置管处应局部压迫 5min,然后用纱布或弹力绷带适当加压包扎,以免导致出血和血肿。

9. 密切观察术侧远端手指的颜色与温度,出现缺血征象时立即拔管。

第七节　呼气末二氧化碳监测技术

呼气末二氧化碳(end-tidal carbon dioxide,$ETCO_2$)是指呼气终末期呼出的混合肺泡气中的二氧化碳分压或含有的二氧化碳浓度值,即呼气末二氧化碳分压($P_{ET}CO_2$)。$P_{ET}CO_2$ 正常值 35~45mmHg(均值 38mmHg)。因 $P_{ET}CO_2$ 与动脉血气分析二氧化碳分压($PaCO_2$)有很好的相关性,且 $P_{ET}CO_2$ 监测具有直观、无创、简便、快速等特点,呼气末二氧化碳监测已成为全身麻醉和机械通气患者的常规监测项目。

(一) 操作目的

1. 为重症患者及全身麻醉患者的呼吸支持和呼吸管理提供明确指标,减少全身麻醉及危重症患者不良事件的发生。

2. 判断气管插管的位置。

(二) 操作前准备

1. 患者准备　患者已建立人工气道,气管导管固定妥当,患者取舒适安全体位。

2. 环境准备　安静、整洁,温湿度适宜,光线充足。

3. 用物准备　$ETCO_2$ 监测仪或带有二氧化碳监测功能的多功能心电监护仪或麻醉机、二氧化碳采样管 1 根或探头 1 个、快速手消毒剂。

4. 护士准备　服装整洁、无配饰,头发整齐,指甲整洁。

(三) 操作步骤

1. 双人核对医嘱。

2. 洗手,戴口罩,携用物至患者床边,双人核对患者身份信息,确认患者已建立人工气道,听诊患者双肺呼吸音,观察气管导管插入深度,评估患者气管导管固定是否妥当。

3. 检查 ETCO$_2$ 监测仪或多功能心电监护仪或麻醉机上的 ETCO$_2$ 模块是否完好备用。

4. 监测

(1)主流式测量法：安装呼气末二氧化碳模块或监测仪，等待并启动归零校准，连接好传感器探头，观察 P$_{ET}$CO$_2$ 波形是否正常。

(2)旁流式测量法：CO$_2$ 采样管一端与呼吸回路或人工鼻侧面相连接，另一端与多功能心电监护仪或麻醉机 ETCO$_2$ 模块接口连接好，观察 P$_{ET}$CO$_2$ 波形是否正常。

5. 在 ETCO$_2$ 监测仪或多功能心电监护仪或麻醉机上设定好报警上、下限值。

6. 使用过程中严密监测 P$_{ET}$CO$_2$ 波形及数值变化情况，发现异常及时查找原因并处理。

7. 测量完毕及时整理用物，洗手，取口罩，记录。

(四) 注意事项

1. ETCO$_2$ 监测仪准确连接呼吸回路，避免打折、扭曲。

2. 使用前应归零校准监测仪，减少测量误差。

3. 避免 ETCO$_2$ 监测仪被水蒸气或分泌物堵塞，定期检查、清理。

4. 监测过程中须严密观察 P$_{ET}$CO$_2$ 波形变化，发现异常及时分析处理。

(1)P$_{ET}$CO$_2$ 波形消失，可能是呼吸机管道脱落，无 CO$_2$ 经过探头，应立即检查螺纹管与患者气管导管的连接是否紧密。

(2)P$_{ET}$CO$_2$ 吸气基线显著抬高，可能由于钠(钙)石灰失效，出现 CO$_2$ 蓄积，应及时更换钠(钙)石灰。

(3)P$_{ET}$CO$_2$ 平台突然降低，应考虑为气管导管脱出气道，立即确认气管导管位置是否准确。

(4)P$_{ET}$CO$_2$ 上升段延长，呼气平台倾斜度增加，一般提示呼吸道梗阻，常见于痰液堵塞、气管导管扭曲、移位，及时吸痰，调整气管导管位置可解除。

(5)P$_{ET}$CO$_2$ 增高，峰相变长，见于自主呼吸恢复即将拔出气管导管时，出现峰相变长，呼吸过缓，P$_{ET}$CO$_2$ 渐增高，可能为残余肌松剂、或大量镇静、镇痛药对呼吸抑制所致。

(6)P$_{ET}$CO$_2$ 降低，峰相变长，可见于低温引起的患者苏醒延迟。

5. ETCO$_2$ 监测仪使用完毕及时从回路取下，晾干，避免积水，避免长时间连接造成的仪器损耗。导线绕大圈环式整理，防止打折损坏。

第八节　口/鼻咽通气管置入技术

一、口咽通气管置入技术

口咽通气管(oral-pharyngeal airway，OPA)是一种由弹性橡胶或塑料制成的硬质扁管形人工气道,呈弯曲状,其弯曲度与舌及软腭相似。主体包括翼缘、牙垫、咽弯曲度三部分,随着口咽通气管型号的增大,其形状和长度逐渐增加,以适应不同年龄和不同体型的患者使用。

（一）操作目的

1. 解除或改善呼吸道梗阻,减少气道的阻力。

2. 保持呼吸道通畅,提高通气效果。

（二）操作前准备

1. 患者准备　去枕仰卧位或头偏向一侧。

2. 环境准备　安静、整洁,温湿度适宜,光线充足。

3. 用物准备　治疗盘、口咽通气管、纱布、听诊器、治疗碗 2 个(内盛无菌生理盐水,分别用于吸痰前预吸以及吸痰后冲洗导管)、手电筒、开口器、一次性治疗巾、无菌手套、弯盘、压舌板、中心/电动吸引装置、医疗废物桶、快速手消毒剂。

4. 护士准备　服装整洁、无配饰,头发整齐,指甲整洁。

（三）操作步骤

1. 双人核对医嘱。

2. 至患者床边,双人核对患者身份信息。评估患者张口度、口腔情况,检查有无活动性义齿,如有义齿取下。做好解释工作,取得患者配合。

3. 洗手,戴口罩,备好用物并检查。

4. 携用物至患者床旁,再次核对患者信息。

5. 协助患者取去枕仰卧位或头偏向一侧,取治疗巾垫于患者颌下,清除、吸净口腔及咽部分泌物,保持呼吸道通畅。

6. 选择合适的放置方法

(1)顺插法:在压舌板的协助下,将口咽通气管放入口腔。

(2)反转法:将口咽通气管的咽弯曲部分向腭部置入口腔,压住舌面向咽喉部送入,当口咽通气管前端到达舌根后下方时,将口咽通气管顺时针旋转 180° 正位,用拇指继续将口咽通气管往咽喉部置入,直到牙齿或牙龈限制其将舌体与咽后壁分开。

7. 听诊双肺呼吸音对称。

8. 严密监护患者的病情变化、呼吸是否得到改善,呼吸道是否通畅,及时记录,并备好各种抢救物品和器械。

9. 置患者于舒适体位,整理床单元。

10. 按要求分类处理用物。

11. 洗手,取口罩,记录。

（四）注意事项

1. 选择合适型号的口咽通气管。

2. 口咽通气管置入的位置以其远端位于会厌上方为宜。

3. 牙关紧闭者借助开口器置管。

4. 全身麻醉未清醒时预防性置入口咽通气管者,一般不需用胶布固定,清醒后及时取出,减少躁动。

5. 加强患者气道湿化和保持口腔清洁。

6. 警惕再次出现呼吸道梗阻。

7. 使用后的口咽通气管直接置入黄色医疗废物桶中。

二、鼻咽通气管置入技术

鼻咽通气管是临床一次性医疗器材,质地柔软,刺激性较小,操作简单,短时间内操作成功能迅速获得有效通气,便于护理;同时因其留置过程中不刺激咽喉三角,无恶心反射,具有患者耐受性好的优点,为临床工作带来了极大的方便。

(一) 操作目的

1. 经前鼻孔插入至舌根部,解除鼻咽部呼吸道阻塞,增加咽腔通道,减少空气流阻力。

2. 改善患者氧合,利于上呼吸道吸引。

(二) 操作前准备

1. 患者准备　去枕仰卧位或头偏向一侧。

2. 环境准备　安静、整洁,温湿度适宜,光线充足。

3. 用物准备　治疗盘、鼻咽通气管、听诊器、治疗碗 2 个(内盛无菌生理盐水,分别用于吸痰前预吸以及吸痰后冲洗导管)、无菌手套、软膏润滑药、血管收缩药和局部麻醉药、液状石蜡、中心 / 电动负压吸引装置、手电筒、开口器、弯盘、纱布、医疗废物桶、快速手消毒剂。

4. 护士准备　服装整洁、无配饰,头发整齐,指甲整洁。

(三) 操作步骤

1. 双人核对医嘱。

2. 至患者床边,双人核对患者身份信息,评估患者的鼻腔,以确定其大小和形状、是否有鼻息肉或明显的鼻中隔偏移等,做好解释,取得配合。

3. 洗手,戴口罩,备好用物并检查。

4. 携用物至患者床旁,再次核对患者信息。

5. 协助患者取仰卧位,选择通畅一侧的鼻腔。选择合适型号的鼻咽通气管:其长度大约相当于鼻外孔至下颌角的距离。

6. 鼻腔黏膜表面喷洒血管收缩药和局部麻醉药,如呋麻合剂、肾上腺素、利多卡因等。

7. 用含有水溶性局麻药的软膏润滑鼻咽通气管。

8. 将鼻咽通气管外涂以液状石蜡。

9. 将鼻咽通气管的弯曲面对着硬腭放入鼻腔,顺随腭骨平面向下推送通气管至硬腭部,直至在鼻咽部后壁遇到阻力,到达咽部。

10. 将通气管逆时针旋转 90°,使其斜面对向鼻咽后部黏膜。通气管通过此弯曲后,将其旋转回原位,并推送至合适深度。如患者咳嗽或抗拒,应将其后退 1~2cm。

11. 听诊双肺呼吸音对称。

12. 严密监护患者的病情变化、呼吸是否得到改善、呼吸道是否通畅,及时记录,并备好各种抢救物品和器械。

13. 用胶布或系带妥善固定于鼻部。

14. 协助患者于舒适体位,整理床单元。

15. 按要求分类处理用物。

16. 洗手,取口罩,记录。

(四) 注意事项

1. 置管时切忌暴力,如果用中等力量不能将通气管置入,应换另一根较细的通气管,并且需用棉棒再次扩张鼻道;也可在另一鼻孔试插。

2. 如果不能通过鼻咽部弯曲,可旋转通气管 90° 轻柔推进,然后再旋转 180° 往前推进。

3. 鼻出血多为自限性,如果鼻前部血管丛出血,可在鼻部加压;如果鼻后部血管丛出血,应留置通气管、吸引咽部、保证患者通气。如果出血不止,立即停用此法,可考虑进行气管内插管。

4. 如果在后咽腔形成黏膜下假道,应立即拔除鼻咽通气管,可经另一鼻孔再插或换用口咽通气管。如放置鼻咽通气管后,患者呼吸道仍有阻塞,在排除喉痉挛的情况下,应试插另一根较长的鼻咽通气管。

5. 使用中应经常观察患者鼻翼是否有压迫性溃疡或是否有鼻窦炎的征象。

第九节　肌松监测技术

肌松监测技术是通过刺激周围神经,引起患者肌颤搐来观察肌松药效的方法。除了监测肌松情况,还可用于肌松药药代动力学和药效动力学的研究,有助于发现肌松药敏感的患者和评价神经肌肉功能的恢复程度。本操作以"TOF-Watch"为例。

(一) 操作目的

1. 确定气管插管和拔管时机。

2. 维持适当肌松,满足手术要求,保证手术各阶段顺利进行。

3. 指导使用肌松药的方法和追加肌松药的时间。

4. 避免琥珀胆碱用量过多引起的 Ⅱ 相阻滞。

5. 节约肌松药用量。

6. 决定肌松药逆转的时机及拮抗药的剂量。

7. 预防肌松药的残余作用所引起的术后呼吸功能不全。

(二) 操作前准备

1. 患者准备　患者取舒适安全体位,麻醉科医师评估患者是否符合肌松监测条件。

2. 环境准备　安静、整洁,温湿度适宜,光线充足。

3. 用物准备　麻醉机,心电监护仪,治疗盘,纸巾,75% 乙醇,电极片,医疗废物桶、快速手消毒剂。

4. 护士准备　服装整洁、无配饰,头发整齐,指甲整洁。

(三) 操作步骤

1. 双人核对医嘱。

2. 至患者床边,双人核对患者身份信息。

3. 洗手,戴口罩。

4. 携用物至患者床旁,再次核对患者信息,并用 75% 乙醇清洁监测部位皮肤。

5. 安装传感器和电极　传感器套在患者拇指和示指并固定,刺激电极置于同侧腕部尺神经两侧(红色为近心端电极、黑色为远心端电极),两电极片之间的距离为 2~3cm。

6. 开启 TOF-Watch,当患者诱导入睡后,按"CAL"键校准,并调整刺激强度(频率 2Hz,刺激电流 50mA,串间间隔 60s)。

7. 麻醉诱导完成后,按"TOF",开始监测。

8. 按要求分类处理用物。

9. 洗手,取口罩,记录肌松监测数据。

(四) 注意事项

1. 在确定本仪器的电刺激不会影响起搏器功能之前,不得用于带有心脏起搏器的患者。任何其他仪器不得与本仪器的刺激电极相接触。

2. 采用绝缘性材料覆盖刺激电极,保证各种电缆不会接触到刺激电极。

3. 每次使用前检查传感器与刺激电缆的绝缘材料是否完好无损。

4. 刺激中止前,不得接触电极。

5. 监测仪不能在可燃性麻醉药存在的环境中使用。

6. 将患者同时与高频率手术仪器连接可能导致刺激器电极部分燃烧,可能对刺激器造成破坏。

7. 在密切接近(如 1m)短波或微波的治疗仪器时操作,可能产生刺激输出的不稳定。

8. 不得将 TOF-Watch 直接放于其他电力仪器之上。如果必须叠放,用于患者前要检查 TOF-Watch,确保其能正常使用。

9. 患有神经损伤麻痹、重症肌无力以及其他神经肌肉麻痹疾患的患者对刺激的反应与正常人相比,可能有所不同。

10. 刺激电极不得置放在有感染或损伤的部位。

11. TOF-Watch 根据患者条件提供了许多有关肌松的信息。本仪器监测不能取代迄今为止的任何临床判断或非 TOF-Watch 做出的任何检测。

12. 监测神经肌肉传导或神经肌肉阻断只能使用表面电极且必须使用有 CE 标记的电极。

13. 使用非 TOF-Watch 带的附件、传感器和电缆可能导致电磁适应性能降低。

第十节　麻醉深度监测技术

　　麻醉深度(BIS+narcotrend)是指实施全身麻醉时的麻醉状态所处的水平,理想的麻醉深度是术中无痛觉、无意识活动、血流动力学稳定、术中无知晓及术后苏醒完善。脑电双频谱指数(bispectral index,BIS)是将脑电图的功率和频率经双频分析作出的混合信息拟合成一个最佳数字。麻醉意识深度监测仪(narcotrend,NT)是一种新型脑电意识深度监测系统,能将麻醉/镇静下的脑电图自动分析并分级,从而显示麻醉/镇静深度。

　　(一) 操作目的

　　调整合适麻醉深度,降低术中知晓的发生率,减少麻醉药物用量,缩短苏醒、拔管时间和转出麻醉恢复室时间,提高整体麻醉质量。

　　(二) 操作前准备

　　1. 患者准备　患者取平卧位。

　　2. 环境准备　安静、整洁,温湿度适宜,光线充足。

　　3. 用物准备　BIS 监护设备 1 台,narcotrend 监护设备 1 台,一次性脑电传感器(BIS)1个,narcotrend 专用电极片数个,乙醇纱布若干块、快速手消毒剂。

　　4. 护士准备　服装整洁、无配饰,头发整齐,指甲整洁。

　　(三) 操作步骤

　　1. 备齐用物,检查设备及各导联线处于备用状态。

　　2. 洗手,戴口罩。

　　3. 核对患者身份信息,观察患者头部皮肤是否完好,乙醇纱布清洁患者皮肤。

　　4. BIS 监测　选择合适型号传感器贴于患者额部,探头放置具体部位:1# 额部中央鼻根上方两横指,2# 紧贴 1# 号左侧平行,4# 位于任意一侧眉弓上方与眉平行,3# 位于 4# 同侧太阳穴。

　　5. narcotrend 监测　再次清洁患者皮肤,连接导联线与电极片,将电极片沿头部发际线处贴于患者皮肤光滑处。R 电极处于中间,RA 与 RB 分别置于 R 两侧,距离为 8cm。

　　6. 轻轻按压传感器探头及电极片四周各 5s,确保探头及电极片与皮肤接触良好。

　　7. 连接传感器及导联线,分别打开两种设备电源开关。

　　8. 观察监测仪,各导联连接正常,读取显示的 BIS 和 NT 数值。

　　9. 密切观察数值变化,并记录。

　　10. 患者苏醒后,关闭电源,断开各项导联线。

　　11. 去除患者体表探头及电极片,乙醇纱布清洁患者皮肤并观察有无红肿破溃。

　　12. 分类处理用物,洗手,取口罩,记录。

(四) 注意事项

1. BIS 监测的电极粘贴按照位置固定,改变位置无法进行监测。受电极位置限制,神经外科手术及眼科手术不适用。

2. 监测前观察患者皮肤状况,电极贴于患者皮肤光滑处,避开血管部位。

3. 询问患者有无乙醇过敏史。

4. 监测过程中严密观察患者监测数值变化,出现异常立即报告医师进行处理。

1)BIS 值　区域值:0~100。0 表示监测不到大脑活动,100 代表完全清醒意识状态,40~60 表示比较适宜的麻醉深度。

2)NT 值　区域值:0~100。0 表示监测不到大脑活动,100 代表完全清醒意识状态,20~46 表示合适的麻醉区域,65 以上表示可能术中知晓,20 以下表示麻醉过深。

第十一节　心输出量监测技术

心输出量(cardiac output,CO)是反映心脏功能的重要指标,受心率、心肌收缩性、前负荷和后负荷等因素影响。心输出量的监测方法有无创和有创监测两大类。心输出量监测技术是在麻醉科医师的指导下协助完成指标测定的操作技术,这里主要介绍临床应用脉搏指示连续心排出量(pulse indicator continuous cardiac output,PICCO)监测的操作方法。PICCO 监测技术是经肺热稀释技术和脉搏波型轮廓分析技术的综合,用于进一步地测量血流动力和容量管理。本操作以"edwards lifesciences V100"为例。

(一) 操作目的

1. 心输出量监测不仅可以反映整个循环系统的状况,而且通过计算出有关血流动力学指标,绘制心功能曲线,指导对心血管系统的各种治疗,包括药物、输血、补液等。

2. 在临床麻醉和重症医学科特别在危重患者及心脏患者治疗中有指导意义。

(二) 操作前准备

1. 患者准备　麻醉科医师完成周围动脉(股动脉)、中心静脉穿刺置管,患者(体位)处于安静状态。

2. 环境准备　安静、整洁、光线充足。

3. 用物准备　床旁心电监护仪、PICCO 监测模块、PICCO 监测线缆、PULSION(商品名称)动脉压力传感器、PULSION 温度感知探头、冰生理盐水、一次性注射器、快速手消毒剂。

4. 护士准备　服装整洁、无配饰,头发整齐,指甲整洁。

(三) 操作步骤

1. 双人核对医嘱;洗手,戴口罩。

2. 打开 PULSION 动脉压力传感器的包装并检查内容物,确保所有的部件连接紧密。

3. 从包装中取出 PULSION 动脉压力传感器,连接心电监护仪测压管路。

4. 排气泡、准备输液装置:接入生理盐水袋(根据医院的研究方案给予肝素抗凝),将输液管路与生理盐水袋牢固连接,轻压输液滴壶后,一手挤压冲刷装置,直至空气从液袋中排出且滴壶半满。

5. 将压力延长管与已经穿刺好的动脉导管连接,然后回抽,冲洗管道系统,以确保没有气泡残余。

6. 将 PULSION 里的温度感知探头卡入温度测量电缆,与心排量模块相连接。

7. 将温度感知探头一端与中心静脉导管连接,另一端空出,用于测量时推注冰盐水。

8. 携用物至患者床边,双人核对患者身份信息。

9. PICCO 心电监护仪开机后,机器会提示"接受新患者将删除当前患者所有的信息和趋势数据",如果选择"确认",则会删除上一个患者的所有数据;如果选择"取消"则上一个患者数据保留,继续监测。根据实际情况作出选择。

10. 选择"确认",设置患者信息。输入患者的真实身高、体重,选择类别(成人和儿童)和性别。

11. 设置动脉导管的位置为"股动脉"。设置注射部位。如果穿刺上腔中心静脉,则选择"颈内/锁骨下静脉";如果穿刺下腔中心静脉,则选择"股静脉"。

12. 设置注射量。PICCO 会根据患者身高体重推荐注射的冰盐水量。确定设定注射量和真实注射量相同。

13. 动脉压力校准:动脉压校零,关闭股动脉导管的股动脉方向,把压力换能器放在心脏腋中线齐平位置,点击屏幕上的 AP 校零键。

14. 根据麻醉科医师的要求,PICCO 可选择手动输入中心静脉压(central venous pressure,CVP)和连续 CVP。如选择手动输入 CVP,把其他方式测得的 CVP 输入即可;如选择连续 CVP,需在患者中心静脉端增加一个压力换能器,测量前校零。

15. 点击屏幕"定标"进入热稀释界面,点击"START"(开始),当机器提示"注射 10~15ml" 时,从中心静脉注入一定量温度(2~8℃)指示剂(冰盐水),在 5s 内匀速注射冰盐水;如果机器提示"等待",则机器在自动校准温度基线,稍等即可。

16. 重复上一步操作,共测定 3 次心输出量,PICCO 仪器将自行记录这几次的结果并算出一个标准值,PICCO 以此标准值,再根据患者的脉搏、心率通过公式而持续算出心搏出量 PICCO。

17. 完成后,按要求分类处理用物。

18. 洗手,取口罩,记录相关参数。

(四) 注意事项

1. 换能器校零 减少因体位、输液、抽血等因素的干扰,根据手术体位调整换能器位置,监测过程一般每 8h 校零。

2. PICCO 定标 为了保持脉波轮廓分析对患者状况有更准确的监测,推荐病情稳定后每 8h 用热稀释测定一次 CO 校正,每次校正注入 3~5 次冰盐水。

3. 定标前中心静脉停止输液 30s 以上,经中心静脉内快速注射 2~8℃盐水 10~15ml。

4. 注入中心静脉的盐水量根据患者的体重和胸腔内液体量选择,4s 内匀速输入,注射毕立即关闭三通开关;病情稳定后 PICCO 定标每次 /8h,避免反复频繁测定,增加心脏负荷。

5. 测量过程勿触摸中心静脉的温度传感器和导管,避免手温影响测量准确性;避免从中心静脉注入血管活性药。

6. 为获得精确的动脉压力波形,避免使用很长的连接管或多个三通。严密观察各个连接处有无松动、脱出及血液反流现象,保证三通、管路及换能器等连接牢固。

7. 保持动脉导管通畅 动脉导管连接生理盐水以 3ml/h 持续滴入,以防血液凝固堵管。当压力曲线异常时,应分析原因。如导管内有凝血而发生部分堵塞而导致波形异常时,应及时抽出血块加以疏通。

8. 穿刺肢体的护理 患者取平卧位,卧床休息,术侧肢体保持伸直、制动,必要时予约束或药物镇静;定时给予按摩,促进血液循环;妥善固定导管,防止牵拉,患者翻身或躁动时,注意导管是否移位。

第十二节 肺动脉压监测技术

肺动脉压监测是使用肺动脉导管(Swan-Ganz 导管)在床边做的血流动力学监测项目,肺动脉压(pulmonary artery pressure,PAP)反映右心室后负荷及肺血管阻力的大小,肺血管和肺实质病变肺动脉增高,在肺血管和肺实质无病变下一定程度反映左心室前负荷。肺毛细血管楔压(pulmonary artery wedge pressure,PAWP)反映肺静脉压的状况及左室前负荷大小。其肺动脉压正常值 15~30mmHg(收缩压),6~12mmHg(舒张压),10~20mmHg(平均压)。肺毛细血管楔压 6~12mmHg。肺动脉导管配置光导纤维可持续测定混合静脉 SpO_2、配置超声探头可连续测定肺动脉血流。

(一) 操作目的

1. 了解静脉血容量和静脉血管的张力及右心室的功能状态,指导临床液体管理。

2. 判断左心功能,反映肺淤血或肺间质水肿的程度。为麻醉风险评估及用药提供依据。

(二) 操作前准备

1. 患者准备 患者平卧位,穿刺侧肩部垫枕,头偏向对侧。

2. 环境准备 安静、整洁,温湿度适宜,光线充足。

3. 用物准备 肺动脉导管套装,多功能心电监护仪(含有创监测模块、导线及换能器套装),中心静脉穿刺包,局麻药,治疗车,治疗盘,医疗废物桶,快速手消毒剂,除颤仪。

4. 操作者准备 服装整洁、无配饰,头发整齐,指甲整洁。

(三) 操作步骤

1. 双人核对医嘱。

2. 至患者床边,双人核对患者身份信息,评估患者穿刺部位皮肤情况。

3. 洗手,戴口罩,准备用物。

4. 携用物至患者床旁,再次核对患者信息。

5. 摆放体位,穿刺部位消毒铺巾,不要跨越或触及无菌区:

(1) 颈内静脉穿刺体位 头低(12°~15°),若存在肺动脉高压位或充血性心力衰竭,可取去枕平卧体位,头转向对侧。若患者已处于全身麻醉状态,变换体位时,妥善固定人工气道。

(2) 锁骨下静脉穿刺体位 同颈内静脉穿刺外,可在患者肩部略垫高。

6. 检查导管,用 1ml 注射器向气囊内充入 0.8ml 空气,测试气囊的完整性。管腔排气。清醒患者皮肤穿刺点局麻后协助麻醉科医师进行静脉穿刺置管,无菌护套覆盖导管的鞘以外部分。深度 20cm 左右可达右心房。操作过程中观察患者生命体征的变化。

7. 连接换能器,有创监测导线,将换能器放置于心脏水平,打开测压口与外界相通,在多功能心电监护仪上选择校零后测压口与患者端连接。

8. 根据监测压力和波形调整导管位置,监测肺动脉压。

(1) 注入 0.8~1ml 空气使气囊膨胀,缓慢推进导管,每次 2~3cm,当导管通过三尖瓣进入右心室时,可记录到收缩压突然增高、舒张时压力迅速降至零点的压力波形。

(2) 导管继续前进,入肺动脉,可记录到收缩压高度保持与右心室相同,舒张压高于右心室波形。

(3) 导管继续前进达到肺动脉的分支,肺血管腔由气囊阻塞,肺血流受阻,可记录到肺动脉舒张压的小振幅波形。气囊交替充气放气调整导管于合适位置测量肺毛细血管楔压。

(4) 测压后,固定导管,覆盖无菌辅料。记录导管留于体内的长度。

9. 整理用物,协助患者取舒适体位。

10. 按要求分类处理用物。

11. 洗手,取口罩,记录患者的置管时间和监测数据。

(四) 注意事项

1. 严格无菌操作。

2. 密切观察监测心电图波形及心率、心律等变化。

3. 妥善固定并紧密连接好各管道及测压装置,排尽空气,严防连接处松脱而造成出血、空气栓塞等不良后果。

4. 检查导管气囊是否完整。当向气囊内注气阻力感消失,放松时注射器内柱未回弹,或移除注射器连接的活塞开关,注气口出现数滴血液即提示气囊破裂,不得再向气囊注气。

5. 检查导管置入深度是否合适,经右颈内静脉置管时,右心房导管距穿刺点 20~25cm,右心室为 30~35cm,肺动脉为 40~45cm,嵌顿的位置为 40~45cm。导管细软,易卷曲打结,导管推入 40cm 仍未监测到右心室或肺动脉压波形,提示导管在右心房或右心室成袢,可将气囊放气,导管退回 20cm 重新插入。导管保留期间应连续监测肺动脉压,若自动出现嵌顿压,提示导管尖端移到嵌入位,应将导管退回 2~3cm,每次气囊充气时间尽量缩短,完成测量后即排尽囊内气体,防止肺栓塞及肺动脉破裂出血。

6. 拔除导管时应放松气囊,以免损伤肺动脉瓣或三尖瓣。

（兰　星　沈萌萌　黄陈红　李　强）

第三章
麻醉设备操作流程

第一节　简易呼吸器的操作流程

简易呼吸器,又称复苏球,适用于心肺复苏及需人工呼吸急救的场合,可以临时替代机械呼吸机(如遇到呼吸机故障或停电或机械通气患者做特殊检查、进出手术间等情况)尤其是适用于窒息、呼吸困难或需要提高供氧量的情况。具有使用方便、痛苦轻、并发症少、便于携带、有无氧源均可立即通气的特点。

（一）操作目的

1. 增加或辅助患者的自主通气。

2. 改善患者的气体交换功能。

3. 纠正患者的低氧血症,缓解组织缺氧状态。

4. 为临床抢救争取时间。

（二）操作前准备

1. 患者准备　做好解释工作,取得配合,松开衣服扣子。

2. 环境准备　安静、整洁,温湿度适宜,光线充足。

3. 用物准备　治疗盘、纱布、简易呼吸器、麻醉面罩、手电筒、氧气装置、弯盘、快速手消毒剂。

4. 护士准备　服装整洁、无配饰,头发整齐,指甲整洁。

（三）操作步骤

1. 检查简易呼吸器的性能。(如为心搏骤停患者,按照心肺复苏操作流程实施)。

2. 洗手,戴口罩,协助患者采取去枕平卧位,评估患者的呼吸状况,如有活动义齿,则取下。

3. 清理患者口腔呕吐物及分泌物。

4. 将简易呼吸器气囊前端与尾端拉出展开,连接氧源,调节氧流量 8~10L/min。

5. 开放气道

(1)仰头抬颏法,操作者一手置于患者前额,手掌向后下方施力,使头充分后仰,另一手示指、中指将颏部向前抬起,使耳垂与下颌角连线与地面垂直。

(2)仰头抬颈法,操作者一手抬起患者颈部,另一手以小鱼际部位置于患者前额,使其头后仰,颈部抬起。

(3) 托颌法,操作者立于患者头侧,将两手放置在患者头部两侧,肘部支撑在患者躺的平面上,握紧左、右下颌角,用力向上托颌骨,保持头部位置固定,避免任何的弯曲和拉伸;同时双手拇指打开患者的口腔。如果需要进行口对口呼吸,将下颌持续上托,用面颊贴紧患者的鼻孔。

6. 一手以 "EC" 手法固定面罩,另一手挤压气囊中后部,注意观察患者的胸廓起伏情况,每次送气 400~600ml,频率 10 次 /min。

7. 病情观察,发绀减弱;面色、甲床变为红润;自主呼吸恢复。

8. 擦净患者面部分泌物。

9. 整理床单位。

10. 用物分类处理。

11. 洗手,取口罩,记录。

(四) 注意事项

1. 将患者仰卧,去枕,头后仰,清除口腔中义齿与咽喉部任何可见的异物,人工呼吸时气道应充分开放,送气量不宜过大,以免引起患者胃部胀气。

2. 成人使用 1~2L 的简易呼吸器,通气时,1L 简易呼吸器挤压球体 1/2~2/3,2L 简易呼吸器挤压球体 1/3。

3. 对于已经建立人工气道的患者,需要用简易呼吸器暂时替代呼吸机的情况下应将简易呼吸器的面罩取下与气管导管连接。

4. 抢救者应位于患者头部后方,将头部向后仰,并托牢下颌使其朝上朝前,使气道保持通畅,注意保护颈椎。

5. 将面罩扣住口鼻,并用 "EC" 手法紧托下颌,用另外一只手挤压球体,将气体规律性地挤压送入肺中,捏住球体提供足够的吸气呼气时间(成人: 12~16 次 /min,小孩: 14~20 次 /min,心肺复苏: 8~10 次 /min)。

6. 抢救者应注意患者是否有如下情形以确认患者处于正常的换气　①注视患者胸部有无起伏(是否随着压缩球体而起伏);②经由面罩透明部分观察患者嘴唇与面部颜色的变化;③经由透明盖,观察单向阀是否适当运用;④在呼气当中,观察面罩内是否呈雾气状。

第二节　麻醉机的操作流程

麻醉机是临床麻醉的最重要医疗设备,其功能是将麻醉和非麻醉性气体提供给患者,用来进行吸入麻醉和呼吸管理。麻醉机主要由: 麻醉机主架、供气系统、压力调节器(减压阀)、压力表、气体流量计、通气环路、快速充氧按钮、逸气活瓣、呼吸器、蒸发器、二氧化碳(CO_2)吸收器、监测装置等组成。麻醉机使用前的规范检测、正确调试以及使用过程中的严密监测,可更好地保障患者安全。

（一）操作目的

1. 为需要进行麻醉的患者或危重患者提供有效的呼吸功能支持。

2. 为手术患者进行吸入麻醉。

（二）操作前准备

1. 患者准备　评估患者年龄、体重、气道情况及麻醉方式,根据手术方式取舒适安全体位。

2. 环境准备　安静、整洁,温湿度适宜,光线充足。

3. 用物准备　麻醉机、一次性使用呼吸管路、一次性麻醉机储气囊、麻醉面罩、听诊器、钠(钙)石灰、呼吸模拟肺、简易呼吸器、快速手消毒剂。

4. 护士准备　服装整洁、无配饰,头发整齐,指甲整洁。

（三）操作步骤

1. 双人核对医嘱。

2. 洗手,戴口罩,携用物至患者床旁,再次核对患者身份信息。

3. 检查麻醉机各部件是否安装正确,完好备用。

4. 检查吸入麻醉药是否充足,钠(钙)石灰是否失效。

5. 连接好电源、气源和排废系统。电源、气源稳定,处于正常状态。

6. 检查一次性呼吸管路和简易呼吸器是否在有效期内,包装无破损。正确连接一次性呼吸管路和简易呼吸器。

7. 开机,自检

(1)手控呼吸:关闭所有气体流量,关闭麻醉机回路排气阀,通气选择手工模式,堵塞呼吸管路"Y"型接口患者端,手动快速充氧,使回路内压力达到30cmH$_2$O,回路内压力保持稳定不少于10s,打开排气阀,确认气道压随之降低到零。

(2)机控呼吸:连接储气囊与呼吸管路"Y"型接口患者端,关闭所有气体流量,通气选择机械通气,设置适当的通气参数并打开机械通气,按"快速充气阀"使风箱充满,确认呼气期风箱能够完全充满,且潮气量检测值与设定值误差<10%。关闭机械通气,手工挤压储气囊,回路阻力和顺应性良好。

(3)测试流量计:在全流量范围内调节所有气体的流量,确认浮标平稳运转,流量计的刻度玻璃管完好无损,并验证流量和报警的正确变化。

8. 选择通气模式定压、定容或其他模式。

9. 根据患者情况,遵医嘱正确设置潮气量、呼吸频率、吸呼比、氧浓度、呼气末正压、气道峰压或吸气压等相关参数,设置相应的报警上、下限值。

10. 所有检测与调试完毕可以使用。

11. 协助麻醉科医师建立人工气道。将患者已建立的人工气道与麻醉机呼吸管路患者端连接完好,选择机械通气,观察患者胸廓起伏情况、听诊双肺呼吸音,连接呼气末二氧化碳监测仪,确认通气正常,妥善固定麻醉机回路。观察并记录患者SpO$_2$、呼气末二氧化碳、生命体征情况。

12. 监测麻醉机运行情况,使用过程中各管道连接紧密,气管导管套囊无漏气,风箱伸缩正常,参数设置正确,必要时遵医嘱行血气分析,遵医嘱及时调整麻醉机呼吸参数。

13. 手术结束后关闭蒸发器和麻醉机并切断电源、气源。

14. 按要求分类处理用物,洗手,取口罩,记录。

(四) 注意事项

1. 不同种类的气源(氧气、氧化亚氮、空气)有英文和不同颜色的标志,应仔细核查、确保勿接错气源。

2. 使用前确认有完好备用的简易呼吸器(在麻醉机严重故障时使用)。

3. 使用前检查电源、气源供应正常,麻醉机供气压力是否在正常范围,有异常及时联系后勤处理。

4. 使用前应按麻醉机使用流程进行检测,设定好报警参数,使用过程中及时处理报警。

5. 使用后将流量传感器、呼气末二氧化碳模块和钠(钙)石灰罐从回路中取出,防止积水影响传感器使用寿命。

6. 按照要求对麻醉机回路进行定期除水、清洁、消毒与保养。

第三节　呼吸机的操作流程

呼吸机是一种常用的急救与生命支持设备,能替代、控制或改变人的正常生理呼吸,增加通气量,改善呼吸功能,减轻呼吸功消耗,节约心脏储备能力。它广泛应用于急救、麻醉、术后复苏、呼吸治疗和呼吸维持。当前临床上使用的呼吸机种类多,设计、构造、功能及操作方法各不相同,随着电子技术的发展,现代呼吸机功能日趋完善,操作智能、简便。

(一) 操作目的

1. 治疗各种原因引起的急慢性呼吸衰竭,包括呼吸窘迫综合征(ARDS)。

2. 缓解呼吸肌疲劳,降低心脏负荷。

3. 纠正重度急性肺水肿和哮喘持续状态。

4. 改善肺的气体交换,纠正急性呼吸性酸中毒,纠正低氧血症,缓解组织缺氧。

(二) 操作前准备

1. 患者准备　患者了解使用目的、注意事项,取舒适体位。

2. 环境准备　安静、整洁,温湿度适宜,光线充足。

3. 用物准备　呼吸机,一次性使用呼吸管路,呼吸模拟肺,呼吸过滤器 2 个,听诊器,简易呼吸器,生活垃圾桶,医疗废物桶,快速手消毒剂。

4. 护士准备　服装整洁、无配饰,头发整齐,指甲整洁。

（三）操作步骤

1. 双人核对医嘱,准备呼吸机,接收患者。

2. 将一次性使用呼吸管路、呼吸过滤器连接完好,检查并确定气源有足够压力,将氧气接头与中心供氧连接。

3. 连接呼吸机电源。

4. 将呼吸模拟肺与呼吸管路连接,打开呼吸机电源开关,呼吸机开机自检。

5. 自检通过,根据医嘱选择呼吸机通气模式,正确设置呼吸机参数、报警参数。

6. 呼吸机运行正常,待机。洗手,戴口罩。

7. 双人核对患者身份信息,启动呼吸机,将呼吸管路与患者的气管导管正确连接。

8. 听诊患者双肺呼吸音,观察患者基本生命体征,及时排除呼吸机故障。

9. 根据医嘱行血气分析,调节呼吸机参数。

10. 严密观察呼吸、循环、SpO_2等指标。

11. 清理用物,分类处理。

12. 洗手,取口罩,记录。

（四）注意事项

1. 所有使用呼吸机的患者床旁均应备简易呼吸器,防止呼吸机突然出现故障或断电,危及患者生命安全。

2. 每次使用呼吸机前进行自检,检查各管路连接情况。

3. 改变呼吸机参数后应及时记录,交接班时应核对呼吸机参数。

4. 对于烦躁不配合的患者,应通知麻醉科医师,遵医嘱给予适当镇静药物,合理的约束患者,防止意外拔管。

5. 监测患者使用呼吸机的效果和配合情况,遵医嘱根据血气分析的结果调整呼吸机参数。

6. 听诊患者肺部情况,若有痰鸣音应及时吸痰。

7. 使用呼吸机禁忌证　大咯血或严重误吸引起的窒息性呼吸衰竭,气道梗阻未解除者;气胸、纵隔气肿、大量胸腔积液未行引流者;有肺大疱者;低血容量休克未补充血容量前;严重肺出血;气管食管瘘。当出现致命的通气与氧合障碍时,无绝对禁忌证。

第四节　电子镇痛泵的操作流程

电子镇痛泵是一种通过电子控制技术来提供精确的药物输注的装置,能使镇痛药物在血液中保持一个稳定的浓度,以达到镇痛效果。通常允许患者自行按压以在持续输注量的基础上增加一个额外输注剂量,从而达到及时、有效和个体化的镇痛。广泛应用于术后镇痛、癌痛镇痛、分娩镇痛等。

（一）操作目的

1. 减轻患者手术后伤口疼痛，促进康复。

2. 缓解各种急慢性疼痛，提高舒适度。

（二）操作前准备

1. 患者准备　取舒适安全体位。

2. 环境准备　清洁、整齐，符合无菌操作要求。

3. 用物准备　快速手消毒剂、电子镇痛泵、5号电池2~4个、镇痛泵卡桥、专用药袋、生理盐水，一次性注射器（50ml）2个、一次性注射器（10ml）2个、按医嘱准备药品、治疗盘、一次性无菌巾。

4. 护士准备　服装整洁、无配饰，头发整齐，指甲整洁。

（三）操作步骤

1. 双人核对医嘱。

2. 洗手，戴口罩。按医嘱准备药品，计算各种药品总量。

3. 检查药液和生理盐水有效期及质量，有无沉淀、浑浊、絮状物、变色等不能使用的现象。

4. 检查镇痛泵及注射器。正确稀释药品，将稀释后的药品注入专用药袋。

5. 药袋排气。

6. 连接镇痛泵卡桥，排空药袋及卡桥内的气体，安装镇痛泵。

7. 镇痛泵上注明患者姓名、住院号、配泵日期、镇痛方式、镇痛配方。

8. 按需要更换电池。

9. 将镇痛泵置于一次性无菌巾内，携用物至患者床旁。

10. 双人核对患者身份信息，向患者进行解释，取得配合。

11. 选择离静脉穿刺处最近的三通接口，将电子镇痛泵接头与之连接固定。将三通方向旋至药液泵入方向。

12. 将电子镇痛泵固定在患者床单位适宜处，嘱患者及家属不要随意移动摆放位置，向患者及家属讲解基本使用方法。

13. 整理病床单元，患者取舒适体位。

14. 使用期间，加强巡视，保持输液通畅。

15. 按要求分类处理用物。

16. 洗手，取口罩。按要求登记患者资料。

（四）注意事项

1. 严格无菌操作技术。

2. 镇痛药物有无配伍禁忌，根据镇痛药品的性质，选择合适镇痛泵，乳液状的镇痛药物禁用有滤过器的镇痛泵，药品计算准确，保留安瓿。

3. 药袋排气完全，安装正确。

4. 药袋填写患者信息、镇痛配方,书写工整。

5. 不宜将电子镇痛泵悬挂过高。

第五节　充气式体表加温仪的操作流程

充气式体表加温是指通过使用充气型加温设备,在患者体表和周围形成流动的热环境,提高外周皮肤温度,隔除体表热量向外循环扩散,减少体内热量向外转移,保持患者体温的方法。可有效促进围手术期血液循环,降低低体温发生,减少手术并发症,促进患者恢复。

(一) 操作目的

用于低体温患者和手术患者围手术期的保暖护理,不仅能稳定心率和血压,而且能有效预防围手术期低体温发生,降低术后寒战发生率,减少手术并发症,促进患者恢复。

(二) 操作前准备

1. 患者准备　根据患者年龄、手术时间、麻醉方式、环境温度等因素评估患者是否需要行体表加温操作。

2. 环境准备　安静、整洁,温湿度适宜,光线充足。

3. 用物准备　充气式加温毯,温毯仪、快速手消毒剂。

4. 护士准备　服装整洁、无配饰,头发整齐,指甲整洁。

(三) 操作步骤

1. 双人核对医嘱,洗手,戴口罩。

2. 携用物至患者床旁,双人核对患者身份信息,评估患者,向患者解释此操作的目的和意义。

3. 检查温毯仪各部件是否齐全。

4. 将温毯仪置于合适的位置。

5. 连接电源,检查温毯仪状态,包括待机指示灯、故障报警指示灯、滤器报警指示灯。

6. 取出保温毯并将其覆盖在患者身上,连接温毯仪,并确保连接牢固。

7. 选择合适的输出温度。

8. 使用结束时,按待机键关闭系统。洗手,取口罩,记录。

9. 分类处理用物。

(四) 注意事项

1. 充气式加温仪放置在干燥、硬质、平整的表面上或安全固定之后,才能开始加温治疗。

2. 出风口不能对着患者直接使用。

3. 充气式加温毯为一次性耗材,仅供单一患者使用,一人一用。

4. 温度不可超过 46℃,如果超温指示灯亮起并听到提示声,则不得继续使用,应关闭电源并联系有资质的服务技术员。

5. 充气式体表加温仪符合医疗电磁干扰的要求,若其他设备发生无线电频率干扰,请将该设备连接到不同电源。

6. 仪器应由专业人员定期维护及保养。

第六节　自体血液回收机的操作流程

自体血回输(autologous blood transfusion)是指对术中自身丢失红细胞的收集和回输。主要适用于术中出血量大的患者,自体血回输可以避免因输入异体血液可能导致的溶血、发热及过敏反应;还可避免移植物的抗宿主反应,避免受血者因输入异体血液而导致的免疫功能下降;其用血安全,没有传播艾滋病、疟疾、梅毒、肝病、巨细胞病毒等血液传染性疾病的危险;输血后发生代谢性酸中毒、低钙血症、高钾血症的可能性非常低;回输的自体血液新鲜,其携氧功能、凝血功能都优于输注库存异体血;还可以缓解用血紧张的状况,解决某些稀有血型如 Rh 阴性血型者供血问题等一系列优点,近年来在手术中的应用逐渐增多,并被普遍关注和接受。本操作以某型号自体血液回收机为例。

(一) 操作目的

通过回收术中手术出血,用自体血回输机过滤离心,将洗涤过的血液再次回输到患者的体内,节约用血,减少异体血制品的使用。

(二) 操作前准备

1. 患者准备　评估患者手术方式预计出血情况,有无血液回收禁忌证:转移癌、污染手术,是否签署知情同意书。

2. 环境准备　温湿度适宜,光线充足。

3. 用物准备　自体血回收机(举例型号: cell saver 5+ 自体血)、一次性使用血液回收罐装置、一次性使用抗凝吸引管、一次性使用离心杯组件、肝素钠、500ml 生理盐水(0.9% 氯化钠溶液)10 瓶、负压装置、快速手消毒剂。

4. 护士准备　服装整洁、无配饰,头发整齐,指甲整洁。

(三) 操作步骤

1. 麻醉科护士接到通知后开始用物准备,包括一次性使用血液回收罐装置、一次性使用抗凝吸引管、一次性使用离心杯组件。认真检查物品的外包装有无破损、漏气,是否在有效期内,发现异常立即更换。携机器进入手术间。

2. 再次跟手术医师确认自体血回输需求,遵医嘱配制抗凝剂(生理盐水 500ml+ 肝素15 000U),并用红色记号笔标明,单独悬挂。

3. 安装一次性物品,固定牢固,检查管路夹,保持管路通畅。

4. 调节负压吸引装置,回收时应避免吸引器的负压过大,应控制在 150mmHg 以内,负压过高会破坏红细胞。

5. 严格按照无菌原则将一次性抗凝吸引管传递给洗手护士,正确将其与血液回收罐、抗凝剂、负压吸引装置连接,应防止管道扭曲或打折,抗凝剂 150ml 快速预冲回收罐,预冲结束后调整滴数为 60 滴 /min,根据出血量大小调整抗凝剂的滴速快慢。

6. 当回收血量达到 800ml 时(离心启动最低要求容量)按"Start"(开始键)键开始。

7. 洗涤过程中及时更换 0.9% 氯化钠溶液,密切观察仪器各项运转指标,出现异常声响或提示及时处置。若术中出血过快、过多时可以选择紧急模式进行快速洗涤。当废液袋里的废液超过 3/4 时,应及时放出废液。

8. 洗涤完成后应在回输袋上注明标识,包括患者的姓名、住院号、手术间号、手术日期、洗涤回输时间、回输血量以及责任麻醉科护士签名。回输袋里面的血液可以直接回输给患者,两次回输之间回输袋不可排空。

9. 回输结束后应及时记录数据,关闭设备电源,关闭所有管路夹,用双层黄色医疗垃圾袋包装废弃管路,按照感染性医疗废弃物处置一次性物品。

(四) 注意事项

1. 注意无菌原则,避免污染手术台。

2. 洗涤好的自体血需在 4h 内回输患者体内,应尽快输注,不可以加压输注,应用带有微聚合过滤器的输血器进行输血。

3. 在连接抗凝管路时应注意连接好负压装置后再打开抗凝剂的输液阀门,以防抗凝液流到手术台面上。预冲完成后再告知手术医师连接完毕可以使用,以防堵塞抗凝管前端,同时提醒手术医师固定好手术台面上的抗凝管路。

4. 注意排放废液时保证袋中液体平面不降低到废液袋排液口以下,防止空气进入废液袋导致离心杯产生负压。全部洗涤结束后应按"Empty"(排空键)键将蓝色管道中的血液输送到回输袋里,以避免血液的浪费。

5. 因洗涤回收的血液为悬浮红细胞,血小板及凝血因子极少,故自体血回输在 1 500ml 以上时,应协助麻醉科医师做好激活全血凝固时间(ACT)、血栓弹力图(TEG)的测量,以便及时发现患者出现的凝血功能异常,选择适当补充新鲜冰冻血浆、血小板、凝血因子等血制品。

第七节　血栓弹力图仪的操作流程

血栓弹力图(thromboelastogram,TEG)是反映血液凝固动态变化(包括纤维蛋白的形成速度,溶解状态和凝状的坚固性,弹力度)的指标,其主要指标有:①反应时间(R)表示被检样品中尚无纤维蛋白形成;②凝固时间(K)表示被检样品中开始形成纤维蛋白,具有一定的坚固性；③图中两侧曲线的最宽距离（MA）表示血栓形成的最大幅度；④血栓弹力图（ε），表示血栓的弹性的大小；⑤最大凝固时间（m），表示凝固至最大振幅的时间。血栓弹力图均用血栓弹力图仪进行检测。本操作以"Haemscope TEG5000"为例。

（一）操作目的

评估患者当下的凝血因子状态，指导临床合理地输血。

（二）操作前准备

1. 环境准备　环境温湿度适宜，光线充足。

2. 用物准备　TEG机器、检测试剂包、标本枪、血液量杯、无菌手套、快速手消毒剂。

3. 护士准备　服装整洁、无配饰，头发整齐，指甲整洁。

（三）操作步骤

1. 对检测试剂包进行复温，保证10min以上复温时间。

2. 打开TEG主机的"Power"键，电脑桌面上双击TEG图标进入TEG专用分析软件。

3. 查看TEG主机顶部水平仪，将水平仪内的气泡置于中央。若不在中央，可以调节主机底部三个支脚；点击"Check now"，进入"eTest"界面，将测试杆移到仪器上"Test"位置，每个通道分别运行"eTest"测试，出现"eTest value is OK"表明测试通过后，点击"Done"。

4. 把测试杆移回"Load"位置，点击"确定"。

5. 上杯操作　将杯架沿着杯杆往下滑到平台上，测试杆必须位于仪器上"Load"位置。将普通杯置于杯架上，将杯架滑到杯杆上部，将一只手放在分析仪顶部，另一只手按住杯架底部的按钮，按压三次，确保金属针已经插入杯盖。将杯架往下滑到杯杆一半时，两手扶住杯架，用大拇指将杯子压回杯槽中，一次上杯完成。

6. 配液　从检测试剂包中分别取出Rapid TEG试剂（红色）和蒸馏水Distilled Water（蒸馏水，绿色），打开Rapid TEG试剂和蒸馏水瓶盖，取20μl蒸馏水加入Rapid TEG试剂瓶中，盖上Rapid TEG试剂瓶盖，旋转混匀。

7. 选择患者名字或建立新病历：在工具栏上点击"Case"选择"Add case"点击"Done"输入患者ID号以及姓名，点击"Done"选择通道，选定样品类型，在下拉菜单中选定患者名字，打开Rapid TEG试剂瓶吸取10μl加入通道中，将肝素化血样上下混匀后吸取360μl加入通道中，混吸三次，上升杯架至顶端。将"Lever"杆移到"Test"位置，选中加样的通道，按下"Start"或"F10"。

8. 点击"Done"回到TEG主界面，查看描记图形。

9. 双击描记图形小图可以最大化图形，直到MA值参数值两面没有星号表示描记已经结束，可以停止。

10. 点击"Stop"或键盘上"F11"键停止描记，弹出对话框，选择"是"。

11. 将测试杆从"Test"位置移回"Load"位置后，向下压到"Eject"位置，下滑杯架至台面，再用力压到底，弹出使用后的杯子，置于医疗废物桶中。

12. 点击"Report"图标,勾选"Clot"及选择"Tests",点击"Continue",再点击"Print"打印报告。

(四) 注意事项

1. 注意核对患者身份信息。

2. 血标本上杯时间应少于 3min。

3. 检测试剂包从冰箱取出后保证复温 10min 以上。

4. 上推托架固定针时,用另一支手扶住机器顶端保持其平稳。

5. 装杯时请勿接触杯子和针的接触面。

6. 非运行状态时将控制杆置于"Load"位置,以免探针损坏。

7. 运行中避免操作台晃动。

第八节 麻醉机管路消毒机的操作流程

麻醉机管路消毒是麻醉科常规的院感控制工作,是麻醉科护士必须掌握的操作技术之一。麻醉机管路消毒机是采用消毒剂对麻醉机管路内部表面进行消毒。通过气泵将一定浓度的气雾导入待消毒的麻醉机的呼吸回路内,达到杀灭回路内部表面细菌的目的;同时强制性地将残余气体排出,并经过空气过滤器过滤,使排放气体达到国家排放标准。本操作以"某品牌"麻醉机管路消毒机为例。

(一) 操作目的

1. 系统消毒麻醉机回路,预防手术患者呼吸道交叉感染。

2. 对有呼吸道感染手术患者使用后的麻醉机进行有效的消毒,阻止和控制传染的发生。

(二) 操作前准备

1. 环境准备 手术间无其他人员,安静,整洁,光线充足,通风换气设备运转正常,特殊气体阀均处于关闭状态。

2. 用物准备 待消毒的麻醉机,麻醉机管路消毒机、无菌螺纹管两根(随机附件)、一次性麻醉机储气囊、一次性注射器(10ml)1 个、硅胶堵(随机附件)、麻醉机呼吸流量传感器一个、橡胶手套一副、12% 过氧化氢(H_2O_2)1 瓶、快速手消毒剂、护目镜、医疗废物桶等。

3. 护士准备 服装整洁、无配饰,头发整齐,指甲整洁。

(三) 操作步骤

1. 洗手,戴口罩,戴护目镜,准备并检查操作用物。

2. 携消毒剂至待消毒的麻醉机旁。

3. 打开麻醉机,将麻醉机的"手动/自动"通气转换选择开关置于"手动通气"模式,关闭麻醉机的压力调节阀(APL阀)。调节好后,关闭麻醉机电源。

4. 戴手套,清空麻醉机钠石灰罐中钠石灰,并将空钠石灰罐重新安装于麻醉机上。

5. 取下麻醉机呼吸回路上的流量传感器。

6. 将使用过的储气囊取下,放置于医疗废物桶中,手卫生,取硅胶堵将储气囊接口封堵。

7. 消毒机与麻醉机的连接,确保连接正确,且连接紧密。

(1)取无菌螺纹管一根,一端接于消毒机的"输气口",另一端接于麻醉机呼吸回路的"进气口"。

(2)取无菌螺纹管一根,一端接于消毒机的"抽气口",另一端接于麻醉机呼吸回路的"出气口"。

8. 打开雾化杯仓门,使用10ml注射器吸取12%过氧化氢(H_2O_2)5ml,加注到消毒机的雾化杯中,注意缓慢操作,以免消毒液飞溅。

9. 脱手套,连接消毒机电源,开启电源开关,呈待机状态,显示开机画面。

10. 选择消毒机工作模式为"麻醉机消毒"模式,设定"雾化程序"为15min,"消毒程序"60min,"干燥程序"30min,启动消毒机。

11. 开始消毒后,操作人员每半小时巡视一次,查看消毒机是否正常工作。

12. 消毒结束后,打印消毒记录,关掉消毒机电源开关,断开消毒机与麻醉机连接的管路,将备用麻醉机呼吸流量传感器安装至麻醉机上,取下储气囊接口处的硅胶堵,更换上新的一次性麻醉机储气囊,将钠石灰罐重新灌满并安装。

13. 再次打开麻醉机,进行标准自检,自检通过后,再次确认麻醉机处于备用状态,本次麻醉机消毒结束。

14. 按照有关规定处理产生的医疗废物,硅胶堵以及螺纹管用清水冲洗干净,灭菌后妥善保管,以备下次使用。

(四)注意事项

1. 消毒机开启前,应关闭室内所有气源(通风换气设施除外)。

2. 为保证消毒效果,在消毒前应采取必要措施,确保被消毒的麻醉呼吸回路是干燥的;否则会明显降低消毒效果。

3. 在对麻醉机进行消毒前,应取下麻醉机呼吸回路上的传感器。将麻醉机的"手动/自动"通气转换选择开关置于"手动通气"模式,关闭麻醉机的压力调节阀(APL阀)。清空钠石灰罐中的钠石灰并将钠石灰罐安装好。将储气囊取下,用硅胶堵将储气囊接口堵住。

4. 添加过氧化氢(H_2O_2)时不可添加过量,注意保护眼睛及皮肤,以免造成化学性损伤。

5. 在使用过程中,不允许进行维修、覆盖或任意移动,使用不当可能会存在潜在的安全危害。

第九节 高频通气机的操作流程

高频通气机是以 Venturi 原理,把高压气源(氧或空气)经减压以后,流向一个或两个并列的电磁阀,电磁阀启闭产生脉冲气流,经输氧管、喷射针(管)送入肺泡,以超过人体正常呼吸频率 4 倍以上的低潮气量正压机械通气设备。使用时无需密闭气道或建立人工气道。

(一) 操作目的

1. 麻醉中气管、支气管异物取出等共用气道手术的呼吸管理及配合气管插管、气管导管置换等操作维持呼吸功能,提高手术和检查的安全性。

2. 治疗与急救中呼吸道灌洗、无气道开放时辅助患者人工通气,有效改善氧合。

(二) 操作前准备

1. 患者准备 患者取低坡卧位,肩部垫枕。

2. 环境准备 光线充足。

3. 用物准备 高频通气机、喷射接头(两种:声门前喷射接头与声门后喷射接头)、湿化装置、多功能心电监护仪、听诊器、治疗车,治疗盘,医疗废物桶,快速手消毒剂。

4. 护士准备 服装整洁、无配饰,头发整齐,指甲整洁。

(三) 操作步骤

1. 双人核对医嘱。

2. 双人核对患者身份信息,评估患者,向患者解释此操作的目的和意义。

3. 洗手,戴口罩,准备用物。

4. 携用物至患者床旁,再次核对患者信息,取得患者配合。

5. 接电源、气源。打开总开关。

6. 检查喷射接头的有效期及包装是否完整无破损,根据医嘱选择喷射接头与主机连接。

7. 根据使用目的不同,使用方法分三种。

(1)高频喷射控制呼吸:调节参数频率 60~120 次/min,驱动压 0.08~0.15MPa,吸呼比为 1 : 1.5。

(2)高频喷射辅助呼吸:调节参数频率 60~200 次/min,驱动压 0.08~0.10MPa。

(3)高频喷射给氧:调节参数驱动压 0.02~0.05MPa。

8. 口述患者情况及各项参数再次与麻醉科医师确认后开始使用。同时观察患者胸廓起伏,听诊双肺呼吸音,观察患者生命体征。

9. 使用结束,整理用物,分类处理。

10. 洗手,取口罩,记录。

(四) 注意事项

1. 高频通气三个主要参数为驱动压力、通气频率、吸呼比,应结合临床情况随时进行调节,为提高 PaO_2 可选用较长的喷射管伸入气管导管增加吸氧浓度,增加驱动压力,增加吸呼比;为降低 $PaCO_2$ 可选用低氧浓度的气源,喷射管口外移,加大驱动压,降低通气频率,调节吸呼比为 1:4~1:3。

2. 密切观察患者皮肤黏膜颜色、呼吸频率节律及胸廓起伏,听诊双肺呼吸音,血气分析结果对正确使用高频通气有重要的价值。

3. 长期使用高频通气易引起呼吸道干燥,需关注,必要时湿化。

4. 喷射导管有滑入食管的风险,导致胃充气过度膨胀压迫横膈,致使肺容量降低,缺氧严重,喷射导管需固定妥帖,防止移位。

第十节　神经刺激仪的操作流程

外周神经是由无数根的神经纤维组成,这些躯体神经系统和自主神经系统的神经纤维或是感觉性的,或是运动性的,但有时是混合性的,到达神经的电脉冲沿着神经纤维传递。若该神经含有运动纤维,电流会引起效应器肌肉的收缩。若刺激到感觉纤维,则在神经的分布区域产生异感。神经刺激仪引导下神经阻滞是通过穿刺针的针尖释放一定强度和频率的电流,诱发神经支配肌群的运动反应和异感,据此定位需要阻滞的周围神经,本操作以"某品牌 SB8-HNS12 型神经刺激仪"为例。

(一) 操作目的

1. 用于无法准确说明异感的患者进行周围神经位置定位。

2. 提高神经阻滞麻醉成功率,减少神经损伤。

(二) 操作前准备

1. 患者准备　患者根据麻醉方式配合取合适安全体位。

2. 环境准备　安静、整洁,温湿度适宜,光线充足。

3. 用物准备　治疗车上层:神经刺激仪 1 台、治疗盘、合适型号的神经刺激针 1~2 根、一次性消毒包 1 个、电极片 1~2 片,局部麻醉药(常选用利多卡因注射液、盐酸罗哌卡因)、常规急救药品、注射用生理盐水、一次性注射器(5ml/10ml/20ml)若干、无菌治疗巾、记号笔 1 支、软尺、快速手消毒剂。治疗车下层:医疗废物桶、生活垃圾桶、锐器盒、一次性超声探头保护套(备用)、超声仪(备用)。

4. 护士准备　服装整洁、无配饰,头发整齐,指甲整洁。

(三) 操作步骤

1. 双人核对医嘱。

2. 双人核对患者身份信息,评估患者,向患者解释此操作的目的和意义,取得患者配合。

3. 检查设备仪器连接完好,处于备用状态。

4. 根据医嘱准备局部麻醉药液并贴上标签,置于无菌盘内。备齐用物。

5. 洗手,戴口罩,携用物至患者床边,再次核对患者身份信息以及手术部位。

6. 给予患者生命体征监测以及氧气吸入,根据麻醉方式协助患者摆放合适体位。

7. 在麻醉科医师指导下给予患者适当镇静。协助麻醉科医师进行解剖定位,消毒铺巾。

8. 选择型号合适的神经刺激针,连接神经刺激仪(负极与穿刺针相连,正极与患者体表部位相连)。

9. 打开电源,设置参数(电流范围 1.0mA,脉冲时程 0.1ms,频率 1~2Hz)。

10. 协助麻醉科医师在超声引导下进行穿刺,寻找肌肉颤搐,减少刺激电流 0.2~0.3mA,颤搐无消失。

11. 协助麻醉科医师回抽注入试验量局部麻醉药液,观察患者生命体征是否正常,并询问患者有无不适症状。

12. 遵医嘱逐渐减少电流强度,恢复 1.0mA 初始电流,观察患者生命体征变化,无刺激反应出现可缓慢注入全量局部麻醉药液。

13. 整理用物,协助患者取平卧位,询问患者需要。

14. 分类处理用物。

15. 洗手,取口罩,记录。

(四) 注意事项

1. 严格无菌操作技术。

2. 选择合适的电流,如刺激电流太大,在实施臂丛或腰丛阻滞时,穿刺针针尖在神经鞘外就可产生神经刺激作用,如果在此部位注射局部麻醉药将导致阻滞失败。

3. 协助患者体位摆放过程中注意保护患者的安全,防止坠床的发生,注意为患者保护隐私及保暖。

4. 操作全程密切观察患者意识状态及生命体征变化,发现异常立即汇报并处理。

第十一节　气压治疗仪的操作流程

气压治疗仪主要通过对多腔气囊有顺序地反复充放气,形成了对肢体和组织的循环压力,对肢体的远端到肢体的近端进行均匀有序的挤压,促进血液和淋巴的流动及改善微循环的作用,加速肢体组织液回流,有助于预防血栓的形成、预防肢体水肿,能够直接或间接治疗

73

与血液淋巴循环相关的诸多疾病,通过被动均匀的按摩作用,随着血液循环的加速,可以加速血液中代谢废弃物,炎症因子、致痛因子的吸收。可以防止肌肉萎缩,防止肌肉纤维化,加强肢体的含氧量,有助于解决因血液循环障碍引起的疾病。

(一) 操作目的

促进下肢血液循环、静脉回流,预防深静脉血栓的形成。

(二) 操作前准备

1. 患者准备　协助患者取舒适卧位,获得患者配合。

2. 环境准备　安静,整洁、温湿度适宜,光线充足。

3. 用物准备　气压治疗仪、合适的压力袖带、治疗车、快速手消毒剂。

4. 护士准备　服装整洁、无配饰,头发整齐,指甲整洁。

(三) 操作步骤

1. 双人核对医嘱。

2. 双人核对患者身份信息,评估患者,向患者解释此操作的目的和意义,取得患者配合。

3. 检查仪器,连接电源,调试、确保性能良好。

4. 洗手,戴口罩。准备用物。

5. 将气压治疗仪推至患者床旁,再次核对患者身份信息。

6. 连接电源,将压力充气管与仪器连接,确保连接紧密,避免漏气。

7. 协助患者取舒适卧位,对于消瘦或感觉运动障碍者,骨突部位适当予以垫衬。

8. 将患者肢体放于压力袖带中,妥善固定。

9. 将压力充气管另一端与仪器连接。

10. 打开仪器开关,进行自检。根据医嘱调节压力、时间,再次核对后按开始键。

11. 观察机器运转情况　正常启动,压力适中,保持工作状态。严密观察患者的生命体征,重视患者的主诉与感受。

12. 使用过程中,注意观察患者肢体皮肤温度、颜色、足背动脉搏动情况。随时检查袖带的松紧度。

13. 治疗结束后,将定时器调至"0",拔下压力充气管,关仪器开关。解下压力袖带,关闭电源开关,撤离机器。

14. 协助患者取舒适卧位,观察患肢局部皮肤情况,整理床单位,健康宣教。

15. 整理用物,分类处理。用消毒液将仪器及管道外表面擦拭消毒。

16. 洗手、取口罩,记录。

(四) 注意事项

1. 治疗操作前,要检查仪器是否完好,定期保养维护。

2. 治疗操作前,要评估患者患肢。若有尚未结痂的溃疡或压疮,应加以保护后再进行治疗;若有出血,应暂缓治疗。

3. 护士应随时巡视患者,并在使用过程中询问患者有无针刺感,麻木或者疼痛,如出现上述情况时,应立即将足套从患者身体上取下,并报告医师,对症处理。

4. 对于老年及血管弹性差的患者,压力值应从小开始,逐渐增加到耐受为止。

5. 治疗过程中,护士要密切观察患者,及时处理异常情况。

第十二节　脑氧饱和度监测仪的操作流程

脑氧饱和度监测仪用于监测生物组织微循环中(毛细血管、毛细小动脉和小静脉)氧合作用变化,采用激光定位化技术,通过将光线射入人体组织,根据氧合血红蛋白和去氧合血红蛋白生色团的吸收特点,660~940nm 波长范围内的氧合血红蛋白和去氧合血红蛋白生物光谱可以辨别并测定,从而检测脑氧饱和度。

(一) 操作目的

用于患者脑部局部缺血状况的监测。

(二) 操作前准备

1. 环境准备　安静,整洁、温湿度适宜,光线充足。

2. 用物准备　治疗车上层:脑氧饱和度监测仪、一次性使用传感器、一次性手套、快速手消毒剂。治疗车下层:医疗废物桶、生活垃圾桶。

3. 护士准备　服装整洁、无配饰,头发整齐,指甲整洁。

(三) 操作步骤

1. 双人核对医嘱。

2. 双人核对患者身份信息,评估患者,麻醉复苏患者疼痛评估技术。

3. 检查仪器,连接电源,调试、确保性能良好。

4. 洗手,戴口罩,准备用物。

5. 将脑氧饱和度监测仪推至患者床旁,再次核对患者身份信息。

6. 连接电源,打开仪器电源开关,用于监测新患者的界面将自动打开,选择"新患者"选项,然后选择患者年龄选项(≥18 岁),体重(≥69kg),通道 1-左脑选项和通道 2-右脑选项,然后选择(确定)选项。

7. 在仪器前端通道 1 接口处连接导线,然后检查通道 1 的指示灯是否亮着。然后在通道 2 接口处连接另一导线,并检查指示灯。

8. 在通道 1 导线前端连接传感器。然后用手掌将传感器紧贴前额并防止漏光(在测试前可将传感器上的贴纸撕下)。

9. 按下开始键。在仪器屏幕底端会显示信息"通道 1 正在获取信号"。当信号强度达到 4 格后,20~30s 后会显示通道 1 的脑氧饱和度的值。

10. 在通道 1 导线前端取下传感器,并连接到通道 2 导线前端。重复步骤 7~9。

11. 使用过程中,注意观察患者的生命体征,实时记录监测数值。

12. 监测结束后,关闭电源开关,取下传感器丢入医疗废物桶。拔除电源。将监测仪放于指定位置。

13. 整理用物,询问患者需要。

14. 分类处理用物。仪器表面用消毒液擦拭消毒。

15. 洗手,取口罩,记录。

(四) 注意事项

1. 使用传感器时需注意无法接触患者皮肤的情况,和对电极黏附过敏的患者。

2. 一次性使用的传感器请勿多次使用,每隔 8h 需对传感器接触点进行检查,保证传感器被正确黏附,接触点皮肤血液循环的通畅以及避免皮肤损伤。如发现不良反应,请立即采取相应处理措施。

3. 请勿将传感器黏附未发育的、未成熟的、受损的或正在恢复状态的皮肤。

(余 遥 袁 芳 徐能梦 蔡 琳)

第四章
麻醉护理评估技术

第一节　苏醒评估技术

苏醒评估技术是指运用客观的苏醒评估量表或工具,如:Steward 苏醒评分表、Aldrete 苏醒评分、改良警觉 - 镇静评分(the observer's assessment of alertness/sedation scale,OAA/S),准确地评估全身麻醉苏醒期患者的意识状态变化。避免苏醒期的不良用药,快速去除对患者的不良影响因素,减少苏醒期并发症,确保患者苏醒期平稳安全。本操作以 Steward 苏醒评分表为例。

(一) 操作目的
1. 评估患者意识恢复情况、自主呼吸能力、肢体活动度。
2. 评估麻醉药物对患者的影响,保证患者平稳度过麻醉苏醒期。
3. 为患者能否安全转回病房提供参考。

(二) 操作前准备
1. 患者准备　患者麻醉清醒,生命体征平稳。
2. 环境准备　安静、整洁,温湿度适宜,光线充足。
3. 用物准备　心电监护仪、Steward 苏醒评估量表(表 4-1-1)、苏醒评估记录单、快速手消毒剂、治疗车、医疗废物桶等。

表 4-1-1　Steward 苏醒评分表

项目		评分
清醒程度	完全清醒	2
	对刺激有反应	1
	对刺激无反应	0
呼吸通畅程度	可按医师吩咐咳嗽	2
	可自主维持呼吸道通畅	1
	呼吸道需予以支持	0
肢体活动程度	肢体能做有意识的活动	2
	肢体无意识活动	1
	肢体无活动	0

评分在 4 分以上方能离开麻醉恢复室或手术间。

4. 护士准备　服装整洁、无配饰,头发整齐,指甲整洁。

(三) 操作步骤

1. 洗手,戴口罩。

2. 携用物至患者床边,自我介绍。向患者解释操作目的、方法、注意事项和配合要点。

3. 核对患者信息,评估患者是否达到转出麻醉恢复室或手术间的标准,做好沟通和人文关怀。

(1)神志清楚,定向力恢复,平卧时抬头>10s,肌张力恢复正常。

(2)能辨认时间地点,完成指令性动作。

(3)血压、心率的改变不超过术前静息值的20%,心电图正常,无明显的心律失常。

(4)能自行保持呼吸道通畅,保护性吞咽及咳嗽反射恢复,通气功能正常,呼吸频率在12~30次/min; $PaCO_2$ 正常或达到术前水平,吸空气时 $SpO_2 \geq 95\%$;面罩给氧时 $PaO_2 > 70mmHg$。

(5)无急性麻醉或手术并发症,如:呼吸道水肿、神经损伤、恶心、呕吐等。

(6)根据 Steward 苏醒评估量表评估患者。

(7)评估患者输液情况。

(8)评估患者伤口、引流管、皮肤情况。

4. 整理床单位,协助患者取舒适体位。

5. 洗手,取口罩,记录各项评估结果并签字。

(四) 注意事项

1. 严格执行患者身份信息核查。

2. 告知患者操作过程中的配合事项,指导患者转运途中和回病房的注意事项。

3. 做好健康教育和人文关怀,注意保护患者的隐私及保暖。

4. 注意床单位整洁,医护人员手卫生,杜绝交叉感染的发生。

第二节　麻醉复苏患者疼痛评估技术

疼痛评估是将疼痛量化,使患者在心理上增加积极效应,为疼痛治疗的有效性提供依据。疼痛评估包括多方面,主要是评估疼痛的病因、部位、性质、强度、持续时间等,是对术后疼痛进行有效管理的重要环节,评估方法以主观评估为主,客观评估以患者面部表情、语言反应、肢体动作等表现来评判。

(一) 操作目的

1. 对疼痛做出准确评估,为明确诊断和选择治疗措施提供依据,缓解患者痛苦。

2. 对患者疼痛状况进行仔细观察,确定疼痛控制因素,证实治疗效果。

(二) 操作前准备

1. 患者准备　患者处于清醒状态,并能准确表达自己的感受。

2. 环境准备　安静、整洁,温湿度适宜,光线充足。

3. 用物准备　心电监护仪、疼痛评估量表、疼痛评估记录单、快速手消毒剂、一次性无菌手套、治疗车、医疗废物桶等。

4. 护士准备　服装整洁、无配饰,头发整齐,指甲整洁。

(三) 操作步骤

1. 双人核对医嘱。

2. 至患者床旁,双人核对患者身份信息,评估患者,为患者选择合适的评估方法。常用疼痛评估方法有:

(1) 数字分级评分法(numeric rating scales,NRS):将疼痛程度用 0 到 10 这 11 个数字表示。0 表示无痛,10 表示最痛。其程度分级标准为 0 为无痛,1~3 为轻度疼痛;4~6 为中度疼痛;7~10 为重度疼痛。但不适用于没有数字概念的患儿(表 4-2-1)。

表 4-2-1　数字分级评分法

评分	疼痛程度
0	无痛
1~3	轻度疼痛(疼痛不影响睡眠)
4~6	中度疼痛
7~9	重度疼痛(不能入睡或者睡眠中痛醒)
10	最痛

将疼痛程度用 0 到 10 这 11 个数字表示。0 表示无痛,10 表示最痛,不适用于没有数字概念的患儿。

(2) 视觉模拟评分法(visual analog scales,VAS):在卡中心刻有数字的 10cm 长线上有可滑动的游标,两端分别表示"无痛(0)"和"想象中最剧烈的疼痛(10)"。患者面对无刻度的一面,由其本人根据自身的痛感受程度,将游标放在当时最能代表疼痛程度的部位;医护人员面对有刻度的一面,并记录游标所示刻度(即疼痛程度)。一般适用于 7 岁以上患者(表 4-2-2)。

表 4-2-2　视觉模拟评分法

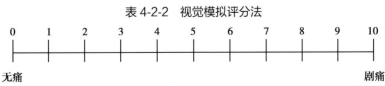

评分	疼痛程度
0	无痛
1~3	轻度疼痛(能忍受)

续表

评分	疼痛程度
4~6	中度疼痛(影响睡眠,尚能忍受)
7~9	重度疼痛(疼痛剧烈,影响食欲,影响睡眠)
10	剧痛

卡中心刻有数字的10cm长线上有可滑动的游标,两端分别表示"无痛(0)"和"想象中最剧烈的疼痛(10)"。

(3)语言分级评分法(verbal rating scales,VRS):根据患者的主诉将疼痛分为四级,0级:无疼痛;Ⅰ级(轻度疼痛):有疼痛但可忍受,生活正常,睡眠无干扰;Ⅱ级(中度疼痛):疼痛明显,不能忍受,要求服用镇痛药物,睡眠受干扰;Ⅲ级(重度疼痛):疼痛剧烈,不能忍受,需用镇痛药物,睡眠受严重干扰并有自主神经紊乱和被动体位等现象。一般适用于文化程度低及抽象概念理解有困难的患者(表4-2-3)。

表4-2-3 语言分级评分法

分级	疼痛程度
0级	无疼痛
Ⅰ级	轻度疼痛(可忍受,生活正常,睡眠无干扰)
Ⅱ级	中度疼痛(不能忍受,要求服用镇痛药物,睡眠受干扰)
Ⅲ级	重度疼痛(不能忍受,需用镇痛药物,睡眠受严重干扰并有自主神经紊乱和被动体位等现象)

根据患者的主诉将疼痛分为四级。0级:无疼痛,Ⅰ级:轻度疼痛,Ⅱ级:中度疼痛,Ⅲ级:重度疼痛。

(4)Prince-Henry评分法:主要用于胸腹部大手术后的患者,气管切开插管不能讲话者,术前训练患者用手势表达疼痛程度,从0至4分,分为5级。评分方法为:0分表示咳嗽时无疼痛;1分表示咳嗽时才有疼痛发生;2分表示深度呼吸时即有疼痛发生,安静时无疼痛;3分表示安静时微痛;4分表示安静时剧痛(表4-2-4)。

表4-2-4 Prince-Henry评分法

分级	疼痛程度
0	咳嗽时无疼痛
1	咳嗽时才有疼痛发生
2	深度呼吸时即有疼痛发生,安静时无疼痛
3	静息状态下即有疼痛,较轻,可以忍受
4	静息状态下即有剧烈疼痛,难以忍受

主要用于胸腹部大手术后的患者,气管切开插管不能讲话者,术前训练患者用手势表达疼痛程度,从0至4分,分为5级。

(5)面部表情量表法:由六张从微笑或幸福至流泪的不同表情的面部形象图组成。适用于交流困难的儿童、老年人、意识不清或不能用言语表达的患者(图 4-2-1)。

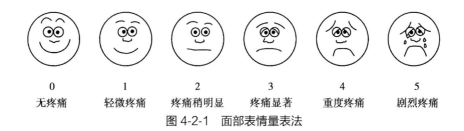

0	1	2	3	4	5
无疼痛	轻微疼痛	疼痛稍明显	疼痛显著	重度疼痛	剧烈疼痛

图 4-2-1　面部表情量表法

3. 洗手,戴口罩,准备用物。

4. 携用物至患者床旁,再次核对患者信息,调节室温,拉起围帘,注意保护患者隐私,为患者连接心电监护仪,吸氧。

5. 根据已选择适合患者的评估方法为患者进行评估。例如:采用数字分级评分法(NRS),护士向患者展示并介绍数字分级评分法的内容:用数字表示疼痛,"0"为无痛,"10"为最剧烈疼痛,患者自行指出最能表达自己疼痛程度的数值。

6. 戴无菌手套,查看患者伤口情况,注意观察患者生命体征。

7. 询问患者需要,为患者取舒适卧位,整理床单位,拉开围帘。

8. 按要求分类处理用物。

9. 脱手套,洗手,取口罩。

10. 将疼痛评分结果记录在疼痛评估单上,并告知麻醉科医师。

(四) 注意事项

1. 患者入室后给予适当保护性约束,预防躁动,避免坠床。

2. 评估每次药物治疗和治疗方法干预后的效果。

3. 在疼痛未得到稳定控制时,应反复评估、治疗、再评估。原则上静脉给药后 5~15min,再评估治疗效果,给药后应至少观察 30min 才能出麻醉恢复室。

4. 对突发的剧烈疼痛,并伴有生命体征明显改变的应立即评估,及时告知医师。

5. 对于疼痛和治疗带来的不良反应应及时记录。

6. 评估时查看伤口敷料有无渗血。

7. 采用开放式提问,不要诱导患者回答,注意安抚患者情绪。

8. 根据所选评估方法,当评分大于相应分值时,遵医嘱立即处理。

第三节　镇静评估技术

镇静是指应用药物手段以消除患者疼痛,减轻患者焦虑和躁动,催眠并诱导顺行性遗忘的治疗方式,但镇静技术的广泛应用也带来了相关问题,主要是镇静过度和镇静不足,从而影响到镇静效果,甚至导致并发症的发生或直接影响到患者的预后,镇静评估技术是判断患者麻醉或镇静深度的有效评估手段。

（一）操作目的

通过量化评估镇静深度,指导镇静及麻醉用药,维持更平稳的镇静水平,进而提高术后苏醒质量,降低术后不良反应发生率。

（二）操作前准备

1. 患者准备　患者肢体处于功能位,拉起床栏。

2. 环境准备　安静、整洁,温湿度适宜,光线充足。

3. 用物准备　Ramsay 评分表（表 4-3-1）、快速手消毒剂。

表 4-3-1　Ramsay 评分表

表现	分值
清醒、焦虑和激动不安	1分
清醒平静合作、定向力好	2分
嗜睡对指令有反应	3分
嗜睡、轻叩眉间反应活跃	4分
入睡,轻叩眉间反应迟钝	5分
无反应,深睡或麻醉状态	6分

2~4 分:镇静满意;5~6 分:镇静过度。

4. 护士准备　服装整洁、无配饰,头发整齐,指甲整洁。

（三）操作步骤

1. 双人核对医嘱。

2. 至患者床旁,双人核对患者身份信息。

3. 调节室温,拉起围帘遮挡患者,注意保护患者隐私。

4. 洗手,戴口罩,准备用物。

5. 携用物至患者床旁,再次核对患者身份信息。

6. 采用 Ramsay 评分表评估患者时,轻声呼叫,轻柔拍打患者肩部,给予指令性动作与对话,评估患者的镇静质量与深度。

7. 询问患者需要,整理用物,协助患者取舒适体位。

8. 洗手,取口罩,记录患者的镇静评分并汇报医师。

（四）注意事项

1. 密切监测呼吸运动,深度镇静可导致患者咳嗽和排痰能力减弱,影响呼吸功能恢复和气道分泌物清除;镇静不足时,应评估患者,及时调整治疗方案,避免发生不良事件,无创通气患者尤其应该引起注意。

2. 密切监测血压、中心静脉压、心率和心律,并适当进行液体复苏治疗。

3. 长时间制动、长时间神经肌肉阻滞治疗使患者关节和肌肉活动减少,并增加深静脉血栓形成的危险,应给予积极的物理治疗,预防深静脉血栓形成并保护关节和肌肉的运动功能。

4. 减少不必要的噪音和刺激。

第四节 麻醉复苏患者镇静 - 躁动评估护理技术

镇静 - 躁动评估技术是指麻醉术后患者的清醒状态受到极度干扰,其注意力、定向力、感知能力及智力均受到影响,并伴有恐惧和焦躁时,麻醉科护士依据镇静 - 躁动评估表(表 4-4-1,)对麻醉复苏患者进行镇静 - 躁动评估护理的技术。

表 4-4-1 Riker 镇静 - 躁动评分(sedation-agitation scale,SAS)

分数	躁动程度	体征 / 症状
1 分	不能唤醒	指患者对恶性刺激无或仅有轻微的反应
2 分	非常镇静	指患者对刺激有反应,但不能服从指令
3 分	镇静	指患者难以唤醒,能够服从简单指令
4 分	安静合作	指患者可以服从指令
5 分	躁动	指患者试图坐起但是经言语提示劝阻可以安静
6 分	非常躁动	指患者无法平静,需要约束,咬气管内插管
7 分	危险躁动	患者拉拽气管内插管,攻击医护人员,翻越床栏

(一) 操作目的

1. 对麻醉术后躁动患者持续动态评估其意识变化情况,为去除病因,解除诱因提供准确依据。

2. 准确评估患者镇静 - 躁动程度,对症护理,适当予以保护性约束以保证患者安全舒适,防止患者在躁动时发生意外伤害。

(二) 操作前准备

1. 患者准备 发现麻醉苏醒期患者出现躁动临床表现,拉起床栏,适当做好约束。

2. 环境准备 相对独立,安静、整洁,温湿度适宜,保护患者隐私。

3. 用物准备 约束具、呼吸机、心电监护仪、吸痰装置、吸痰管、供氧装置、氧气面罩或鼻导管、一次性使用注射器(10ml)若干、治疗车、治疗盘、纸巾、医疗废物桶、麻醉面罩、口咽或鼻咽通气道、喉镜、口径适当气管导管和管芯、简易呼吸器、快速手消毒剂。

4. 护士准备 服装整洁、无配饰,头发整齐,指甲整洁。

（三）操作步骤

1. 洗手,戴口罩,准备患者苏醒期用物携至患者床边。

2. 检查呼吸机、心电监护仪、吸痰及吸氧装置是否处于功能状态,放置吸氧卡、四防卡。

3. 患者入麻醉恢复室,双人核对患者身份信息,完成交接。调整呼吸机模式以确保患者达到合适的呼吸状态,并观察生命体征和 SpO_2,根据患者临床表现进展实施躁动评估。非带气管导管入室患者,交接完毕后,迅速依据躁动评分量表评估患者躁动分值。

4. 躁动评分为 1~4 分的患者,予常规麻醉护理,安全约束患者,已拔除气管导管的患者应做好心理护理,及时主动与患者沟通,询问患者需要,态度要和蔼亲切,协助患者取舒适体位,使其接受并配合护理。

5. 躁动评分为 5 分的气管插管患者,予常规麻醉护理,除安全约束患者并评估躁动之外,还应及时评估其肌张力并通知麻醉科医师,随时做好拔管准备。非气管插管患者,严密观察其生命体征,仔细询问患者不适的原因,并耐心劝阻安慰。

6. 躁动评分为 6~7 分的患者,拉起隔离帘为患者四肢行适当约束具固定,予以床栏保护,并妥善固定各种管道,去除锐利、坚硬物品,专人陪护,双人护理。立即通知麻醉科医师进一步确诊,在麻醉科医师的指导下,使用镇痛、镇静等药物,维持循环系统的稳定,确认有效医嘱并执行签字。

7. 躁动评分为 1~4 分,持续时间超过 30min,且患者各项生命体征正常,则达到出麻醉恢复室标准,需做好心理护理,为患者解除约束,协助患者取舒适体位,安全转运患者回病房。

8. 按要求分类处理用物。

9. 洗手,取口罩,记录患者的生命体征和躁动评分分值。

（四）注意事项

1. 评估并指导患者正确呼吸,给予患者充分供氧通气,及时清除呼吸道分泌物,通畅气道,避免不良刺激,维持血流动力学稳定。

2. 躁动时,患者四肢和躯体肌张力增高,出现颤抖和扭动等症状时,要固定床位,拉起床挡,防止患者坠床。并采取专人护理,保持功能位按压,避免暴力按压,防止造成外伤。约束具应松紧适宜,定时放松,避免盲目使用强制性约束,导致皮肤破损。

3. 严密观察各引流装置,防止牵拉或脱出。

4. 积极分析可能引起躁动的原因,并给予对症护理,如尿潴留的患者应及时排尿或遵医嘱留置导尿管。

5. 进行术后持续镇痛的患者,遵医嘱调整镇痛设备参数。

6. 积极排除术后其他并发症,如甲状腺术后因伤口渗血,压迫气管,烦躁导致窒息。

7. 必要时行血气分析检查,防止高碳酸血症、低氧血症或 CO_2 蓄积等。

8. 评估护理操作过程中应注重人文关怀,加强与患者沟通,并取得协助,减轻患者的焦虑、恐惧与不适感。

第五节　谵妄评估技术

谵妄又称为急性脑综合征。表现为意识障碍、行为无章、没有目的、注意力无法集中。通常起病急,病情波动明显。该综合征常见于老年患者,表现为患者的认知功能下降,觉醒度改变,感知觉异常,日夜颠倒。谵妄并不是一种疾病,而是由多种原因导致的临床综合征。谵妄评估技术是麻醉科护士依据简体中文版Nu—DESC评估表(表4-5-1)对患者进行谵妄评估的技术。

（一）操作目的

1. 评估麻醉术后患者是否处于谵妄状态,为去除病因提供准确依据。

2. 准确评估患者谵妄程度并对症护理,适当加以保护以保障患者安全舒适,防止患者发生意外伤害。

（二）操作前准备

1. 患者准备　评估患者,适当做好保护性约束。

2. 环境准备　相对独立,安静、整洁,温湿度适宜,保护患者隐私。

3. 用物准备　约束具、简体中文版Nu—DESC评估表(见表4-5-1)、快速手消毒剂。

表4-5-1　简体中文版Nu—DESC评估表

临床特征	不存在	轻度	中重度
定向力障碍	0	1	2
行为异常	0	1	2
交流异常	0	1	2
错觉/幻觉	0	1	2
精神运动迟缓	0	1	2

总分:最高分10分,总分≥2分即可诊断为谵妄。

4. 护士准备　服装整洁、无配饰,头发整齐,指甲整洁。

（三）操作步骤

1. 观察心电监护仪生命体征,询问患者病史。

2. 评估患者病理状态,包括疼痛、心理状态、镇静镇痛程度。

3. 依据简体中文版Nu—DESC评估表对患者进行评估。

4. 定向力障碍　言语或者行为表现与时间或者地点不符,或认错周围的人。

5. 行为异常　行为与所处的环境或身份不符,如牵拉管道或者撕扯敷料、试图下床等。

6. 交流异常　交流与所处的环境或身份不符,如语无伦次,无意义或难以理解的语言。

7. 错觉、幻觉　看到或者听到并不存在的事物,视物扭曲变形。

8. 精神运动迟缓　反应迟钝,极少或者没有自发的行动、语言。

(四) 注意事项

1. 评估并指导患者正确呼吸,给予患者充分供氧通气,避免不良刺激,维持血流动力学稳定。

2. 患者发生谵妄时要固定床位,拉起床栏,防止患者坠床。并采取专人护理,保持功能位按压,避免暴力按压,防止造成外伤。约束具应松紧适宜。

3. 严密观察各引流装置,防止牵拉或脱出。

第六节　气道分级评估术

通过客观的方法有效地对气道状况进行评估,以判断气管插管的难易程度,防止各种意外的发生。

(一) 操作目的

1. 有效的评估,可以进行充分的药物和器械的准备以及选择合适的麻醉方式,增加患者的安全性。

2. 预防呼吸道堵塞,保证供给通畅安全的气管条件。

3. 做好护理配合,保证麻醉管理安全有效。

(二) 操作前准备

1. 患者准备　患者取舒适安全体位,拉起床栏。

2. 环境准备　安静、整洁,温湿度适宜,光线充足。

3. 用物准备　卷尺,喉镜,无菌纱布,治疗盘,治疗车,医疗废物桶、快速手消毒剂。

4. 护士准备　服装整洁、无配饰,头发整齐,指甲整洁。

(三) 操作步骤

1. 双人核对医嘱,洗手,戴口罩、手套。

2. 至患者床边,双人核对患者身份信息,做好操作的解释,取得患者配合。

3. 询问病史:手术麻醉史、气管附近手术外伤史及困难气道的病史,有无喉鸣、打鼾、鼻出血史;有无睡眠呼吸暂停综合征、头颈部放疗史。

4. 评估患者有无肥胖、门齿前突或松动、小下颌、颈短粗、颞颌关节强直,有无舌、口腔、颌面、颈部病变及气管移位,对患者体形、头颈部的全面观察。

5. 头颈活动度检查:寰枕关节及颈椎的活动度直接影响头颈前屈后伸,对插管所需的口、咽、喉三轴线接近重叠的操作至关重要。正常前屈为165°,后仰大于90°,如头后仰不足

80° 即可使插管操作困难。

6. 测量甲颏距离：即头在伸展位时，测量自甲状软骨切迹至下颏尖端的距离，正常成人在 6.5cm 以上。如果此距离小于 6cm 或小于三横指的宽度，可能窥喉困难。

7. 测量胸骨上窝和颏突距离（胸颏间距）：正常人的胸颏间距大于 12.5cm，如小于此值，可能会遇到插管困难；测量下颌骨的水平长度：即下颌角到颏的距离，小于 9cm 气管插管操作困难的概率增加。

8. 判断咽部结构分级：Mallampati 气道分级（图 4-6-1），让患者端坐在评估者面前，最大限度张口、伸舌，同时观察口咽部，Ⅰ级可见咽腭弓、软腭和腭垂；Ⅱ级可见软腭、咽腭弓；Ⅲ级可见软腭；Ⅳ级可见硬腭。分级越高，困难气道程度越重。

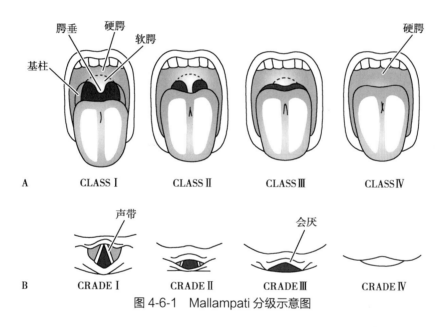

图 4-6-1　Mallampati 分级示意图

9. 判断喉镜暴露分级（喉镜显露下的声门分级）：Ⅰ级完全暴露声门；Ⅱ级暴露杓状软骨和后半部分的声门；Ⅲ级暴露会厌；Ⅳ级看不到会厌，Ⅲ级以上提示插管困难。

10. 测量患者张口度：牙齿间距小于 2cm 无法置入喉镜，小于 1.5cm 无法使用喉镜进行气管插管。

11. 嘱患者下颚前伸，如上下门齿无法对齐，提示插管可能困难。

12. 询问患者需要，整理用物，协助患者取舒适体位。

13. 按要求分类处理用物。

14. 洗手，取口罩，与麻醉科医师汇报评估结果。

（四）注意事项

1. 评估前应充分取得患者的配合，语言通俗易懂，动作轻柔，操作过程中注重人文关怀，与患者沟通，取得协助，减轻患者的不适感与恐惧。

2. 对于气道评估中未发现气道问题的患者，在麻醉诱导过程中仍有发现困难气道的可能,应做好充分的准备,以保证麻醉的安全。

3. 对于评估中已知的困难气道患者,宜采用患者清醒保留自主呼吸插管;拔管应在患者完全清醒后,并在拔管前做好再次插管的准备。

4. 对于急症气道时,应利用工具迅速建立有效气道,保证患者的安全。

第七节　徒手肌力评估技术

徒手肌力评估技术(manual muscle testing,MMT)是通过被检查者自身重力和检查者用手施加阻力而产生的主动运动来评定肌肉或肌群的力量和功能的方法,评价由于术后、疾病、外伤、废用所导致的肌力低下程度,是检查者用自己的双手、经验和判断力对被检者的肌力进行评定和操作。

(一) 操作目的

1. 帮助诊断麻醉术后患者肌力恢复情况。

2. 判断有无肌力低下及肌力低下的范围和程度。

3. 发现导致肌力低下的原因。

4. 为制定治疗、训练计划提供依据。

5. 检验治疗的效果。

(二) 操作前准备

1. 患者准备　患者取舒适体位,拉起床栏。

2. 环境准备　安静、整洁,温湿度适宜,光线充足,配有床帘。

3. 用物准备　治疗盘,医嘱治疗单,快速手消毒剂。

4. 护士准备　服装整洁、无配饰,头发整齐,指甲整洁。

(三) 操作步骤

1. 双人核对医嘱。

2. 至患者床边,核对患者身份信息,向患者解释检查目的和注意事项。

3. 洗手,戴口罩,准备用物。

4. 携用物至患者床旁,再次核对患者信息。

5. 观察患者意识及生命体征,评估患者被检查关节的活动度。

6. 根据手术部位和麻醉方式选择合适的肌力评估部位和方法。

7. 解除约束肢体的胶带或固定装置。

8. 暴露检查部位,依照肌肉走向摆放合适体位。

9. 嘱患者平卧抬头 5s 以上、持续握拳、活动四肢后根据测试得出肌力分级。

10. 询问患者需要,整理用物,协助患者取舒适体位。

11. 按要求分类处理用物。

12. 洗手,取口罩,记录。

(四) 注意事项

1. 全身麻醉患者术后着重评估上肢运动、睁眼、抬头实验等,其他麻醉方式根据麻醉穿刺点和药物等因素综合评估。

2. 骨折未愈合、关节脱位、关节不稳、急性渗出性滑膜炎、严重疼痛、急性扭伤、各种原因引起的骨关节破坏等情况者禁止评估。

3. 采取正确的评估姿势,评估应动作轻柔。

4. 注意保护患者隐私和保暖。

5. 评估时应左右比较,肌力>3 级时,应与对侧对比确定 4 级或 5 级。肌力>4 级时,所作抗阻须连续施加且保持同一强度(表 4-7-1)。

6. 抗阻不能应用于 2 个关节以上,阻力应施加于被测关节的远端。

表 4-7-1　肌力评估表

级别	名称	标准
0 级	零(zero,0)	肌肉无任何收缩
1 级	微缩(trace,T)	有轻微收缩,但不能引起关节活动
2 级	差(poor,P)	在减重状态下,关节能作水平方向运动
3 级	尚可(fair,F)	能抗重力作关节全范围运动,但不能抗阻力
4 级	良好(good,G)	能抗重力,抵抗部分阻力运动
5 级	正常(normal,N)	能抗重力,并完全抵抗阻力运动

（黄　婷　李晓艳　洪　琳）

第五章
麻醉护理配合流程

第一节　全身麻醉的护理配合

一、气管插管全身麻醉的护理配合

全身麻醉指麻醉药经呼吸道吸入、静脉或肌内注射进入人体,从而产生可逆的中枢神经系统抑制,临床表现为神志消失、遗忘、全身痛觉丧失,反射抑制,一定程度的肌肉松弛。无论成人或儿童,气管插管下进行全身麻醉是非常安全的。

（一）操作目的

1. 协助麻醉科医师进行气管插管全身麻醉操作。

2. 维持患者麻醉过程平稳,保证患者安全。

3. 保障用药安全。

（二）操作前准备

1. 患者准备　经麻醉前评估,患者生理及心理做好准备。

2. 环境准备　手术室安静、整洁,温湿度适宜,光线充足。

3. 用物准备

（1）药物准备:根据医嘱准备吸入麻醉药和/或静脉麻醉药,抢救药物如去甲肾上腺素、多巴胺、阿托品等。

（2）仪器准备:麻醉机、心电监护仪、喉镜,根据麻醉科医师要求准备困难气管插管所需的设备如纤维支气管镜等。

（3）用物准备:一次性吸痰管或密闭式吸痰管、口咽通气管、一次性使用呼吸回路、一次性使用无菌注射器(10ml)、合适型号的气管导管或喉罩、口垫、胶布、快速手消毒剂。

（4）其他:无菌治疗盘,无菌治疗巾,棉签,活力碘,医疗废物桶。

4. 护士准备　服装整洁,无配饰,头发整齐,指甲整洁。

（三）操作步骤

1. 洗手,戴口罩。

2. 检查气源、麻醉回路、二氧化碳吸收器和钠石灰状况,按照麻醉机和心电监护仪的操作流程进行检查,使其处于备用状态。

3. 根据麻醉科医师医嘱,抽取麻醉药物和急救药物,放入无菌盘备用。抽取的药物必须标识药品名称、浓度、配制时间。

4. 至患者床边,核对患者身份信息,自我介绍。向患者解释操作目的、方法、注意事项和配合要点,介绍手术室环境,缓解患者紧张情绪。

5. 根据术前访视结果再次核对患者药物过敏史及术前用药情况、禁饮禁食情况。

6. 检查头颈活动度、张口度、有无松动牙齿,有无活动性义齿(术前应摘下),有无异常牙齿,如断牙、上门齿外突等,经鼻插管患者应检查鼻咽情况。

7. 按照手术安全核查表,与手术医师、手术室护士共同核对患者身份、手术方式、手术部位及知情同意等内容。

8. 按照心电监护仪的使用要求连接心电监护,密切观察患者生命体征变化。

9. 根据医嘱,协助麻醉科医师给予患者吸氧去氮,待患者产生一定肌松后置入气管导管,插入到位后连接麻醉机,行控制呼吸,听诊气管导管位置合适后置入口垫,并妥善固定。

10. 监测患者各项生命体征并汇报麻醉科医师,根据医嘱调整麻醉维持用药,进而维持麻醉深度。

11. 及时将患者生命体征、麻醉操作及用药情况准确记录于麻醉记录单,请麻醉科医师签字确认。

12. 手术结束将患者安全转运至病房或麻醉恢复室后,根据相关交接流程进行交接班。

13. 按照医疗废物分类处理用物。整理麻醉机、心电监护仪及麻醉工作台面。

(四) 注意事项

1. 严格执行查对制度、遵循无菌原则。

2. 麻醉过程中关注患者气管导管深度及保持外接呼吸管路通畅,防止管路脱落。

3. 告知患者操作过程中的配合事项,指导患者麻醉诱导、苏醒、转运途中和回病房的注意事项。

4. 做好健康教育和人文关怀,注意保护患者的隐私及保暖。

5. 注意床单位整洁及医护人员手卫生,杜绝交叉感染。

二、吸入全身麻醉的护理配合

吸入麻醉是通过吸入麻醉药在中枢神经系统发挥药理作用完成的。正是由于吸入麻醉药特殊的理化性质,使吸入麻醉的实施有别于静脉麻醉。通过高精度的蒸发器,吸入药物随新鲜气体进入肺内,经过血液循环到达中枢,抑制中枢神经系统而产生全身麻醉。

(一) 操作目的

1. 协助麻醉科医师进行吸入全身麻醉操作。

2. 维持患者麻醉过程平稳,保证患者安全。

3. 保障用药安全。

(二) 操作前准备

1. 患者准备　经麻醉前评估,患者生理及心理做好准备。

2. 环境准备　手术室安静、整洁,温湿度适宜,光线充足。

3. 用物准备

(1)药物准备:常用的挥发性麻醉药如恩氟烷、异氟烷、七氟烷和地氟烷等。抢救药物如去甲肾上腺素、多巴胺、阿托品等。

(2)仪器准备:废气排放系统配置完善的麻醉机、心电监护仪,如需要气管插管,按照气管插管全身麻醉的护理配合流程准备插管所需设备。

(3)用物准备:一次性吸痰管或密闭式吸痰管、口咽通气管、呼吸回路、一次性使用无菌注射器(10ml)、快速手消毒剂,另外准备合适型号的气管导管、口垫、胶布,以备插管需要。

(4)其他:无菌治疗盘,无菌治疗巾,棉签,活力碘,医疗废物桶。

4. 护士准备　服装整洁、无配饰,头发整齐,指甲整洁。

(三) 操作步骤

1. 洗手,戴口罩。

2. 检查气源、麻醉回路、挥发器、二氧化碳吸收器和钠石灰状况,按照麻醉机和心电监护仪的操作流程进行检查,使其处于备用状态。

3. 根据麻醉科医师医嘱,在挥发器中加入相应吸入麻醉药,抽取其他麻醉药物和急救药物,放入无菌盘备用。抽取的药物必须标识药品名称、浓度、配制时间。

4. 至患者床边,核对患者身份信息,自我介绍。向患者解释操作目的、方法、注意事项和配合要点,介绍手术室环境,缓解患者紧张情绪。

5. 根据术前访视结果再次核对患者药物过敏史及术前用药情况、禁饮禁食情况。

6. 需要气管插管的患者检查头颈活动度、张口度、有无松动牙齿或活动性义齿。

7. 按照手术安全核查表,与手术医师、手术室护士共同核对患者身份、手术方式、手术部位及知情同意等内容。

8. 按照心电监护仪的使用要求连接心电监护,密切观察患者生命体征变化。

9. 根据医嘱,协助麻醉科医师进行麻醉诱导、维持及苏醒。

10. 及时将患者生命体征、麻醉操作及用药情况准确记录于麻醉记录单,请麻醉科医师签字确认。

11. 手术结束将患者安全转运至病房或麻醉恢复室后,根据相关交接流程进行交接班。

12. 分类处理用物。再次检查挥发器是否关闭,整理麻醉机、心电监护仪及麻醉工作台面。

(四) 注意事项

1. 严格执行查对制度、遵循无菌原则。

2. 麻醉过程中保障患者呼吸道通畅,注意保温,保护患者安全,防止坠床、管道脱出等意外情况发生。

3. 告知患者操作过程中的配合事项,指导患者麻醉诱导、苏醒、转运途中和回病房的注意事项。

4. 做好健康教育和人文关怀,注意保护患者的隐私及保暖。

5. 注意床单位清洁及医护人员手卫生,杜绝交叉感染。

三、静脉麻醉的护理配合流程

静脉麻醉是指将全身麻醉药物注入静脉,通过血液循环作用于中枢神经系统而产生全身麻醉作用的麻醉方法。静脉麻醉的方法根据临床应用分为静脉基础麻醉、静脉诱导麻醉和静脉维持麻醉三类。在此我们主要讨论静脉基础麻醉的护理配合流程,适用于人流等门诊短小手术、胃镜及宫腔镜等内镜检查。

(一)操作目的

1. 协助麻醉科医师进行静脉麻醉操作。

2. 维持患者麻醉过程平稳,保证患者安全。

3. 保障用药安全。

(二)操作前准备

1. 患者准备　经麻醉前评估,患者生理及心理做好准备,向患者解释静脉麻醉的目的、方法、注意事项,取得患者配合。

2. 环境准备　手术室安静、整洁,温湿度适宜,光线充足。

3. 用物准备

(1)药物准备:根据医嘱准备静脉麻醉药(例如 1% 的丙泊酚)及抢救药品(如去甲肾上腺素、多巴胺、阿托品等)。

(2)仪器准备:麻醉机、心电监护仪、喉镜,根据麻醉科医师要求准备困难气管插管所需的设备如纤维支气管镜等。

(3)用物准备:一次性吸痰管或密闭式吸痰管、口咽通气管、呼吸回路、麻醉面罩、一次性无菌注射器、合适型号的气管导管或喉罩、口垫、胶布,以备插管需要、快速手消毒剂。

(4)其他:无菌治疗盘,无菌治疗巾,棉签,活力碘,75% 乙醇,医疗废物桶。

4. 护士准备　服装整洁、无配饰,头发整齐,指甲整洁。

(三)操作步骤

1. 洗手,戴口罩。

2. 检查气源、电源、麻醉回路、二氧化碳吸收器和钠石灰状况,按照麻醉机和心电监护仪的操作流程进行检查,使其处于备用状态。

3. 根据麻醉科医师医嘱,抽取麻醉药物和急救药物,放入无菌治疗盘备用。抽取的药物必须标识药品名称、浓度、配制时间。

4. 至患者床边,与手术室护士核对患者身份信息,自我介绍。向患者解释操作目的、方法、注意事项和配合要点,介绍手术室环境,缓解患者紧张情绪。

5. 根据术前访视结果再次核对患者药物过敏史及术前用药、禁饮禁食情况。

6. 检查患者头颈活动度、张口度、有无松动牙齿,有无活动性义齿(术前应摘下),检查患者有无金属佩戴物。

7. 按照手术安全核查表,与手术医师、手术室护士共同核对患者身份、手术方式、手术部位等内容。

8. 按照心电监护仪的使用要求给患者连接心电监护仪,密切观察患者生命体征变化。

9. 根据医嘱,打开氧流量,协助麻醉科医师给予患者面罩吸氧,待麻醉科医师推注麻醉药物,患者进入麻醉状态,完善麻醉记录单并请麻醉科医师签字确认。

10. 手术结束将患者安全转运至病房或麻醉恢复室后,根据相关交接流程进行交接班。

11. 按照医疗废物分类处理用物。整理麻醉机、心电监护仪及麻醉工作台面。

(四) 注意事项

1. 严格执行查对制度,遵循无菌原则。

2. 注意患者保暖,避免受凉;保护患者的隐私,尊重患者。

3. 麻醉过程中保障患者呼吸道通畅,保护患者安全,防止坠床、管道脱出等意外情况发生。

4. 密切观察患者的病情及生命体征变化,出现危急报警应及时报告麻醉科医师。

5. 掌握静脉麻醉的适应证及禁忌证,预防并发症的发生。

第二节　椎管内麻醉的护理配合流程

椎管内麻醉是将麻醉药物注入椎管内的蛛网膜下腔或硬膜外腔,主要使脊神经根受到阻滞,致该神经根支配的相应区域产生麻醉作用。根据局部麻醉药物注入部位的不同,可分为硬膜外阻滞麻醉(含骶管阻滞麻醉)、蛛网膜下腔麻醉(又称脊麻或腰麻)及蛛网膜下腔 - 硬膜外联合阻滞麻醉(又称腰 - 硬联合麻醉)。

(一) 操作目的

使用局部麻醉药,在相应阻滞区域产生麻醉效果,满足手术或镇痛的需要。

(二) 操作前准备

1. 患者准备　评估患者病情,意识状态,合作程度,有无腰椎手术病史,检查腰部皮肤状况。

2. 环境准备　安静、整洁、温湿度适宜、光线充足。

3. 用物准备　麻醉机、心电监护仪、一次性硬膜外穿刺包(或腰麻包)、活力碘、快速手消毒剂、生理盐水、常用局部麻醉药(如盐酸利多卡因和盐酸罗哌卡因等)、人工气道用具、备急救药品(阿托品、麻黄碱等)、备急救物品、生活垃圾桶、医疗废物桶、锐器盒。

4. 护士准备　服装整洁、无配饰,头发整齐,指甲整洁。

(三) 操作步骤

1. 检查麻醉机、心电监护仪、气管插管物品、局部麻醉药品、备用药品,检查仪器设备是否处于备用状态,静脉通路是否通畅。

2. 与麻醉科医师共同核对患者身份、手术部位、手术方式、术前禁食禁水情况、过敏史等相关信息。

3. 向患者解释操作目的,缓解其紧张情绪,告知其如何配合操作,避免在过程中随意咳嗽或移动身体影响操作。

4. 按照心电监护仪的使用要求为患者连接心电监护仪,监测心电图,无创血压和脉搏 SpO_2,为患者鼻导管或面罩吸氧。

5. 洗手,戴口罩,遵医嘱抽取麻醉药物,认真执行"三查七对",抽好的药必须注明药名和浓度,保留药品安瓿,与操作医师双人核对。

6. 检查一次性硬膜外穿刺包的有效期及包装有无破损,并打开外包装置于无菌操作台上备用。

7. 协助患者摆放体位:椎管内麻醉临床上常采取侧卧位,摆体位时应注意保护患者安全,防止坠床,注意为患者保护隐私及保暖。摆放侧卧位时与麻醉科医师共同协助患者翻身侧卧,嘱患者双下肢屈曲,双手抱膝,大腿贴近腹部,头尽量屈向胸部,使腰背部向后弓,呈弧形,使棘突间隙充分张开,以便穿刺。注意使患者背部与操作床面垂直,尽量与床边缘平齐。麻醉科护士站于患者腹侧,固定患者头颈及双腿。

8. 配合麻醉科医师消毒:麻醉科护士加适量活力碘至消毒盒内,注意无菌操作。消毒范围为穿刺点周围皮肤,两边至腋中线,头侧和脚侧消毒边缘距穿刺点15cm以上。

9. 配合麻醉科医师穿刺:穿刺过程中,麻醉科护士应协助其密切观察患者生命体征和意识状态。发现异常情况应及时向麻醉科医师汇报。注意对患者的态度要和蔼、亲切,与患者沟通,及时了解患者不适,安慰患者,缓解其紧张心理,便于麻醉科医师顺利操作。穿刺后协助麻醉科医师固定硬膜外腔导管,且妥善放置。

10. 操作完毕后按医疗垃圾分类原则处理用物,洗手。

11. 配合麻醉科医师测量平面:椎管内麻醉阻滞平面测定对于决定患者是否能开始实施手术至关重要,因此需要准确地进行阻滞平面测定。

(1)腰麻:将一次性药量注入蛛网膜下腔,麻醉平面出现较快,因此注药后立即平卧调节平面,若平面过低则麻醉科护士遵医嘱调节手术床,使患者头低脚高位,但此时间不宜过长、避免平面过高,发生低血压危险。

(2)硬膜外麻醉:根据手术部位,由麻醉科医师选择穿刺点来确定麻醉平面,一般不用体位调节平面。

(3)腰硬联合麻醉:一般下肢手术患者取患侧卧位,穿刺成功注药后,需继续侧卧10~15min,使药物作用于患肢,此时麻醉科护士要做好解释工作,取得患者的合作;下腹部剖宫产等手术注药后应嘱患者立即平卧,严密观察生命体征,如出现仰卧位综合征,立即取左侧卧位。

12. 配合麻醉术中管理:在麻醉科医师注药过程中,护士应严密观察患者反应,发现异常应立即向麻醉科医师汇报,遵医嘱行相应处理。

13. 麻醉手术后护理:协助麻醉科医师拔出硬膜外导管并检查其完整性,协助患者平卧位。使用温盐水擦净患者皮肤上消毒液及血迹,为患者穿好衣裤或盖好被单。协助麻醉科医师总结术中用药、输液量、出血量、尿量并做好记录。术后及时随访,如遇到异常情况,应及时告知麻醉科医师。

(四) 注意事项

1. 严格执行无菌操作,注意观察患者术前是否有全身感染迹象。椎管内麻醉穿刺点需用无菌敷料覆盖,24h 后去除敷料,观察穿刺点有无红肿、疼痛及渗出液等。如留置硬膜外腔导管进行术后镇痛治疗,则需注意观察穿刺点敷料,必要时予以消毒、更换处理。

2. 实施椎管内麻醉的患者常出现血压下降和心率减慢等生命体征变化,须常规监测心电图、无创血压和 SpO_2。

3. 呼吸抑制主要是由于阻滞平面过高引起。麻醉过程中应注意给予患者鼻导管或面罩吸氧,必要时遵医嘱配合麻醉面罩辅助通气或建立人工气道控制通气。

4. 椎管内麻醉操作过程中患者可能会出现腰背部疼痛不适,或突然出现下肢麻木及触电样感觉。麻醉科护士应主动与患者沟通交流,告知其可能出现的异常感觉,让患者配合穿刺。

5. 麻醉过程中应注意监测循环状况,发生恶心呕吐时应及时吸引,防止出现误吸。反应强烈者可遵医嘱给予止吐药处理。

6. 椎管内麻醉常需使用较大剂量的局部麻醉药物,血管内误注或注射部位局部麻醉药液吸收过快等均可使患者出现局部麻醉药毒性反应。

7. 大量局部麻醉药物误注入蛛网膜下腔会造成全脊麻,患者呼吸和循环系统都会发生明显改变。如考虑发生全脊麻,应立即配合麻醉科医师建立人工气道控制通气,并通过加速补液及使用血管活性药物等维持循环系统稳定。

8. 如行硬膜外阻滞麻醉穿刺时发生刺破硬脊膜,则术后 12~72h 患者可能因脑脊液压力降低而出现头痛。一般嘱患者去枕平卧 2~3d,积极补液治疗处理即可缓解。

9. 椎管内麻醉术后应尽早访视患者,出现并发症应及时通知医师,对症处理。

第三节　神经阻滞麻醉护理配合流程

一、神经刺激仪神经阻滞麻醉护理配合流程

神经刺激仪神经阻滞麻醉:神经刺激仪通过释放电流,刺激神经,导致受刺激神经所支配的肌肉产生异感运动,进而定位目标神经。在目标神经的周围注射局麻药,阻滞其冲动传导,使所支配的区域产生麻醉作用。

（一）操作目的

使用局部麻醉药,在相应阻滞区域产生麻醉效果,满足手术或镇痛的需要。

（二）操作前准备

1. 患者准备　患者根据麻醉方式配合取合适安全体位。患者评估和宣教:评估目前患者的病情、意识状态,有无高血压、心脏病等,治疗情况、注射部位的皮肤情况等。患者的心理状态、合作程度。对局麻药知识的认识程度,以前是否使用过局麻药,有无不良反应、过敏反应及反应的程度。检查麻醉前用药情况,巴比妥类和苯二氮䓬类镇静剂可提高机体对局麻药毒性作用的耐量。应向患者解释神经阻滞麻醉的特点、体位以及要求合作的内容,使患者有充分的思想准备。

2. 环境准备　安静、整洁,温湿度适宜,光线充足。

3. 用物准备　神经刺激仪1台、合适型号的神经刺激针2根、一次性使用麻醉穿刺包、电极片3片、局部麻醉药(常选用利多卡因注射液、盐酸罗哌卡因)、常规急救药品、注射用生理盐水(100ml)1袋、一次性使用无菌注射器(10ml)4支、一次性使用无菌注射器(5ml)1支、记号笔1支、软尺1支、快速手消毒剂1瓶。

4. 护士准备　服装整洁、无配饰,头发整齐,指甲整洁。

（三）操作步骤

1. 核对身份　填写手术安全核查表,共同确认患者身份、手术部位、手术方式、知情同意等相关内容。

2. 心理护理　向患者介绍麻醉科医师、麻醉科护士和巡回护士,手术室环境,解释神经阻滞麻醉的目的,缓解患者紧张情绪,取得患者配合。

3. 开放静脉通道和连接监护　麻醉前根据医嘱开放静脉通道,连接心电监护仪器,给予鼻导管或面罩吸氧,查看静脉通路是否通畅。

4. 遵医嘱给予患者镇静、镇痛等药物。协助患者摆放麻醉体位,嘱患者不要随意动,有异感时及时诉说。配合麻醉科医师铺无菌盘,倒取适量消毒液,常规消毒,遵医嘱选取合适型号神经刺激针,将神经刺激针导线端与神经刺激仪连接好,打开神经刺激仪电源,设置频率1~2Hz,调节电流至1mA,穿刺过程中所支配神经肌群发生节律收缩时,遵医嘱减少电流强度。若0.3mA电流仍能支配肌群运动,则继续减小电流,至肌群运动消失,定位准确后,医师推注试验剂量局麻药,询问患者有无不适。再协助增加刺激电流强度,若支配肌群无反应,则注入全量局麻药。推药过程中须密切关注患者意识和生命体征变化情况。

5. 麻醉成功后,测定麻醉效果。将事件记录于麻醉记录单上。

6. 根据医嘱、患者情况、手术情况、所用药物和手术时间,决定是否追加局麻药物。

7. 注意观察病情,如有局麻药不良反应应立即处理,并记录在麻醉记录单上。

（四）注意事项

1. 观察穿刺部位出血情况,无菌敷贴有无覆盖穿刺点。

2. 监测记录生命体征,每10~15min1次,神经阻滞局麻药如果误入血管,可引起患者循环的改变,因此麻醉复苏期间应重点观察患者循环状况,为预防意外发生,麻醉恢复室可提前准备好相关血管活性药物。

3. 观察手术出血情况：患者手术创口敷贴是否渗血渗液，引流液颜色、性状及引流量。

4. 评估患者疼痛状况：神经阻滞患者如发生神经阻滞不完善或局麻药物剂量过少，易出现术后疼痛，因此应及时评估患者术后疼痛并做好处理和记录。

5. 观察阻滞后并发症：是否有肢体活动障碍及其他神经损伤。神经阻滞最危险的并发症为局麻药中毒，一旦发生，应立即遵医嘱静脉注射相关血管活性药物，改善循环状况或静脉滴注脂肪乳剂进行拮抗。

二、超声引导下神经阻滞麻醉护理配合流程

超声引导下神经阻滞麻醉：通过超声显像观察外周神经及其周围结构，并在超声实时、动态引导下定位目标神经，在目标神经的周围注射局麻药，阻滞其冲动传导，使所支配的区域产生麻醉作用。

（一）操作目的

使用局部麻醉药，在相应阻滞区域产生麻醉效果，满足手术或镇痛的需要。

（二）操作前准备

1. 患者准备　患者根据麻醉方式配合取合适安全体位。评估患者的病情、意识状态，有无高血压，心脏病等，治疗情况、注射部位的皮肤情况等。患者的心理状态、合作程度。对局麻药知识的认识程度，局麻药用药史，有无不良反应、过敏反应及反应的程度。检查麻醉前用药情况，巴比妥类和苯二氮䓬类镇静剂可提高机体对局麻药毒性作用的耐量。应向患者解释神经阻滞麻醉的特点、体位以及要求合作的内容，使患者有充分的思想准备。

2. 环境准备　安静、整洁，温湿度适宜，光线充足。

3. 用物准备　超声诊断仪1台、神经刺激针2根、一次性使用麻醉穿刺包、电极片3片，局部麻醉药（常选用利多卡因注射液、盐酸罗哌卡因）、急救类药品（肾上腺素、多巴胺、脂肪乳剂等）、注射用生理盐水（100ml）1袋、一次性使用无菌注射器（10ml）4支、一次性使用无菌注射器（5ml）1支、记号笔1支、软尺1支、快速手消毒剂1瓶。

4. 护士准备　服装整洁、无配饰，头发整齐，指甲整洁。

（三）操作步骤

1. 核对身份　填写手术安全核查表，共同确认患者身份、手术部位、手术方式知情同意等项内容。

2. 心理护理　向患者介绍麻醉科医师，麻醉科护士和巡回护士，手术室环境，解释神经阻滞麻醉的目的，缓解患者紧张情绪，取得患者的配合。

3. 开放静脉通道和监护　麻醉前根据医嘱开放静脉通道，连接心电监护仪器，给予鼻导管或面罩吸氧，查看静脉通路是否通畅。

4. 遵医嘱给予患者镇静、镇痛等药物，协助摆放麻醉体位，嘱患者不要随意动，有异感时及时诉说。配合麻醉科医师铺无菌盘，取适量消毒液，常规消毒。一手执超声探头手柄，探头面朝上，涂抹适量耦合剂，操作医师将一次性探头保护套自上而下套入，协助固定该保

护套的末端。协助麻醉科医师调节超声参数,定位准确后,医师推注试验剂量局麻药,询问患者有无不适,密切关注患者意识和生命体征,然后遵医嘱推入剩余剂量局麻药。

5. 麻醉成功后,测定麻醉效果。将事件记录于麻醉单上。

6. 根据医嘱、患者情况、手术情况、所用药物和手术时间,决定是否追加局麻药物。

7. 注意观察病情,如有局麻药不良反应应立即处理,并记录在麻醉单上。

(四) 注意事项

1. 观察穿刺部位出血情况,无菌敷贴有无覆盖穿刺点。

2. 监测记录生命体征,每 10~15min 1 次,神经阻滞局麻药如果误入血管,可引起患者循环的改变,因此复苏期间应重点观察患者循环状况,为预防意外发生,可在麻醉恢复室提前准备好相关血管活性药物。

3. 观察手术出血情况 患者手术创口敷贴是否渗血渗液,引流液颜色、性状及引流量。

4. 评估患者疼痛 神经阻滞患者如发生神经阻滞不完善或局麻药物剂量过少,易出现术后疼痛,因此应及时评估患者术后疼痛并做好处理和记录。

5. 观察阻滞后并发症 是否有肢体活动障碍及其他神经损伤。神经阻滞最危险的并发症为局麻药中毒,一旦发生,应遵医嘱静脉注射相关血管活性药物,改善循环状况或静脉滴注脂肪乳剂进行拮抗。

第四节 分娩镇痛的护理配合流程

分娩镇痛是用药物或非药物疗法减少产妇在分娩过程中的疼痛。非药物性镇痛包括精神安慰法、呼吸法、水中分娩等;药物性镇痛包括氧化亚氮吸入法、肌内注射镇痛药物法、椎管内分娩镇痛法(硬膜外镇痛或腰麻)。椎管内分娩镇痛是一种椎管内阻滞麻醉镇痛的方法,其原理是通过硬膜外腔阻断支配子宫的感觉神经,产生区域性的麻醉效果,减少宫缩的疼痛,可全产程镇痛,是保障母婴安全的首选镇痛方法。

(一) 操作目的

减轻产妇自然分娩时的疼痛感,提高分娩质量及产妇舒适度,满足整个产程镇痛的要求,不影响宫缩和产妇的行走,产妇能清醒配合分娩过程,有异常情况可满足手术麻醉的需要。

(二) 操作前准备

1. 产妇准备 产妇进入产房后避免摄入固体食物,可饮用高能量无渣饮料,以免在紧急情况实施全身麻醉手术中发生反流误吸。签署分娩镇痛同意书(产妇本人或委托人)。

2. 环境准备 在产房设立一个无菌房间,专为分娩镇痛操作使用,或能够达到无菌要求的单间产房,房间定时消毒并定期做细菌培养。

3. 用物准备　①设备及物品:麻醉机、心电监护仪、气道管理用品(喉镜、气管导管、口咽通气管、喉罩、面罩、困难气道器具等)、负压吸引器及吸痰管、供氧设备、椎管内麻醉穿刺包、镇痛泵、胎心心电监护仪、新生儿抢救复苏设备、加压加热输血设备、加温毯、抢救车(包括抢救物品及药品)。②药品:局麻类药物(1%利多卡因、罗哌卡因、布比卡因、氯普鲁卡因等)、阿片类药物(芬太尼、舒芬太尼等)、生理盐水、急救类药品(肾上腺素、脂肪乳剂等)、快速手消毒剂、活力碘。

4. 护士准备　服装整洁、无配饰,头发整齐,指甲整洁。

(三) 操作步骤

1. 熟练掌握分娩镇痛的流程,准备好分娩镇痛的物品、药品(如穿刺包、局麻药品、镇痛泵、抢救设备及药品)。检查设备(麻醉机、监测仪、吸引器、气管插管物品等)的完好性。

2. 在进行分娩镇痛操作之前,协助麻醉科医师告知产妇所采取的镇痛方式以及可能出现的并发症,做好分娩镇痛宣教。核对产妇及家属在知情同意书上的签名。

3. 洗手,戴口罩,准备用物,严格执行药品查对制度,遵医嘱配置镇痛泵。

4. 再次核对产妇信息。摆放体位:侧卧位或者坐位,肥胖的产妇可采用坐位。

5. 穿刺部位 $L_{2~3}$ 或 $L_{3~4}$ 区域消毒铺巾,不要跨越或触及无菌区。协助麻醉科医师穿刺置管,在硬膜外给药之前经硬膜外导管注入试验剂量,观察 3~5min,排除硬膜外导管置入血管或蛛网膜下腔。若无异常现象,注入首剂量。在穿刺过程中密切监测产妇的生命体征。

6. 严密观察产妇生命体征及镇痛情况,测量镇痛平面(维持在 T_{10} 水平)、进行疼痛(VAS)和运动神经阻滞(Bromage)评分。

7. 镇痛维持阶段使用 PCEA 镇痛泵,协助麻醉科医师分娩镇痛期间的管理,根据疼痛程度遵医嘱调整镇痛泵的设置或调整药物的浓度。

8. 参与产妇异常情况的处理及抢救,协助麻醉科医师完成危急情况的处理以及"即刻剖宫产手术"麻醉的配合。

9. 洗手,取口罩,按要求分类处理用物,做好登记、收费、统计工作量等工作。

10. 分娩镇痛后对产妇的随访,了解产妇满意度及并发症等情况向麻醉科医师汇报。

(四) 注意事项

1. 为避免仰卧位引起仰卧位低血压综合征,导致胎盘供血供氧障碍,硬膜外置管后产妇使用左侧倾斜位或者完全侧卧位,密切观察产妇血压与心率,根据产妇的心率遵医嘱给予升压药物,如低血压同时心率缓慢应选择麻黄素;如果产妇低血压同时心率增快可选择去氧肾上腺素,合并妊娠高血压者慎用。

2. 发生硬脊膜意外穿破时,协助麻醉科医师按蛛网膜下腔注药方案注药或重新选择上一间隙穿刺行硬膜外镇痛。

3. 首次剂量分次注药,严密观察生命体征变化,备好急救物品、药品,加强镇痛期间管理。特别在产妇改剖宫产情况下,做好交接班,以免注入高浓度剂量局麻药时,发生全脊麻醉危险。

4. 镇痛不全时,需排除其他因素导致的疼痛(如膀胱膨胀、宫缩过强、子宫破裂等);检查导管位置情况,如硬膜外导管脱出,应重新穿刺置管;如导管打折或受压,调整硬膜外导管位置或应用抗压性硬膜外导管,避免导管受压影响镇痛药的进入;神经阻滞范围不足或者仅有单侧神经阻滞,调整镇痛药物容量或导管位置;若处理无效,重新穿刺置管或调整镇痛药物浓度或剂量。

5. 阿片类药物不良反应有尿潴留、瘙痒,一般情况下为一过性,无需处理。鼓励产妇下床小便或导尿,对于中度以上的瘙痒,持续时间长不能忍耐者,遵医嘱静脉推注纳洛酮,必要时 5min 后重复给药。

第五节　手术患者安全核查流程

手术安全核查由具有执业资质的手术医师、麻醉科医师和手术室护士三方,分别在麻醉实施前、手术开始前和患者离开手术室前,共同对患者身份信息、手术部位、手术方式、麻醉方式及手术风险、手术使用物品清点等内容进行核查的工作。对输血的患者还应包括对血型、用血量的核查。

（一）操作目的

严格防止手术患者、手术部位及手术方式发生错误,保障患者的安全。

（二）操作前准备

1. 患者准备　手术患者均应佩戴标示有患者身份识别信息的标识。

2. 环境准备　干净整洁,温湿度适宜。

3. 用物准备　《手术安全核查表》《患者病历》《麻醉访视单》《麻醉知情同意书》和麻醉设备等。

4. 护士准备　服装整洁、无配饰,头发整齐,指甲整洁。

（三）操作步骤

1. 在麻醉实施前,麻醉科医师要与手术医师、手术室护士按照《手术安全核查表》共同核查患者身份(姓名、性别、年龄、住院号)、手术方式、知情同意情况、手术部位与标识、麻醉安全检查、皮肤是否完整、术野皮肤准备、静脉通道建立情况、患者过敏史、抗菌药物皮试结果、术前备血情况、假体、体内植入物、影像学资料等内容。

2. 在手术开始之前,手术医师与麻醉科医师、手术护士共同核查患者身份(姓名、性别、年龄)、手术方式、手术部位与标识,并确认风险预警等内容。手术物品准备情况的核查由手术室护士执行并向手术医师和麻醉科医师报告。

3. 患者离开手术室前,麻醉科医师、巡回护士与手术医师共同核查患者身份(姓名、性别、年龄)、实际手术方式、术中用药、输血的核查,清点手术用物,确认手术标本,检查皮肤完整性、动静脉通路、引流管，确认患者去向等内容。

4. 经三方确认无误后，分别在《手术安全核查表》上签名。

（四）注意事项

1. 手术安全核查必须按照上述步骤依次进行，每一步核查无误后方可进行下一步操作，不得提前填写表格。

2. 术中用药、输血的核查　由麻醉科医师或手术医师根据情况需要下达医嘱并做好相应记录，由手术室护士与麻醉科医师共同核查。

3. 手术科室、麻醉科与手术室的负责人是本科室实施手术安全核查制度的第一责任人。

第六节　麻醉恢复室患者转入／转出流程

一、麻醉恢复室患者转入流程

麻醉恢复室是集中严密观察和监测、持续治疗至患者生理趋于平稳的场所，可迅速识别患者苏醒过程中的生理紊乱，早期诊断、预防术后并发症，保证麻醉苏醒期安全与舒适。护士在患者转入过程中可全面评估了解患者，估计可能发生的并发症，提出护理措施。

（一）操作目的

1. 快速接收患者，减少护理中断时间。

2. 严密病情观察，及时发现处理麻醉后并发症。

（二）操作前准备

1. 环境准备　安静、整洁，温湿度适宜，光线充足。

2. 用物准备　呼吸机、呼吸管路、心电监护仪、负压吸引器、氧气湿化瓶、鼻导管、吸痰管、输氧面罩、约束带、电极片、简易呼吸器、口咽通气管、检查手套、听诊器、吸氧卡、四防卡、快速手消毒剂。

3. 护士准备　服装整洁、无配饰，头发整齐，指甲整洁。

（三）操作步骤

1. 接收医嘱，双人核对，核实接收床位。

2. 连接呼吸机管路，打开呼吸机检查是否处于备用状态；打开心电监护仪，检查导联线是否完整、是否处于备用状态；检查吸痰及吸氧装置是否处于功能状态，放置吸氧卡、四防卡。

3. 护士洗手，戴口罩。

4. 患者入室,推送患者于指定床位,固定手术推床及两侧床栏。

5. 患者为椎管内麻醉或为全身麻醉已拔管时

(1)护士自我介绍,并告知患者所处环境及手术完成情况。

(2)连接心电监护仪,即刻测量 SpO_2、血压、脉搏、呼吸等。

(3)吸氧,根据医嘱调节氧流量。

(4)如为椎管内麻醉患者,测试麻醉平面。

6. 患者为全身麻醉未拔管时

(1)根据医嘱调节呼吸机参数,连接呼吸机,辅助通气。

(2)连接心电监护仪,即刻测量 SpO_2、血压、脉搏、呼吸等。

7. 核对患者的病历与腕带信息是否一致。

8. 根据患者的意识情况实行保护性约束。

9. 测量患者体温,观察患者意识、瞳孔、脉搏、呼吸、血压、面色及周围循环、四肢活动及皮肤伤口情况,检查患者身体上的各种引流管是否通畅,并妥善固定。

10. 按照安全交接流程与手术间麻醉科医师及手术室护士进行患者病情的交接。

11. 协助患者取舒适体位,整理床单位,盖被,保暖,必要时使用体表加温设备。

12. 洗手。

13. 检查麻醉相关文书是否完整,记录患者入室生命体征并签字,填写复苏记录单。

(四) 注意事项

1. 注意患者保暖,注意保护患者隐私。

2. 注重与清醒患者的沟通,减少患者焦虑恐惧心理。

3. 关注患者各管道护理,防止意外脱落。

4. 准确及时记录患者病情变化。

二、麻醉恢复室患者转出流程

麻醉恢复室是为麻醉后未完全清醒患者提供生命支持,加强监护,使患者安全舒适度过麻醉苏醒过程的场所。当患者达到转出麻醉恢复室的标准时,应及时转送患者回病房,进行手术后的相关治疗。

(一) 操作目的

1. 将患者转运至病房,保证患者转运过程安全。

2. 及时发现麻醉苏醒期相关并发症,降低患者转运风险。

(二) 操作前准备

1. 患者准备　患者意识清醒,生命体征平稳,无明显不适。

2. 环境准备　安静、整洁,温湿度适宜,光线充足。

3. 用物准备　氧气袋、简易呼吸器、麻醉面罩、口咽通气管、便携式 SpO_2 监测仪、患者物品,如:病历、胸片、CT 片、衣物等,必要时备微量泵、快速手消毒剂。

4. 护士准备　服装整洁、无配饰,头发整齐,指甲整洁,备外出衣、外出鞋或鞋套。

(三) 操作步骤

1. 洗手,戴口罩。

2. 双人核对转出医嘱。

3. 携病历至患者床边,核对患者姓名、住院号,向患者解释操作目的,取得配合。

4. 运用苏醒评估技术再次评估患者,询问患者有无不适,进行疼痛综合评定。

5. 检查患者输液管路、各引流管路是否通畅,检查患者手术切口及受压皮肤情况。

6. 必要时打印麻醉复苏记录单,请麻醉恢复室医师、责任护士签字,检查各项记录单是否完整。

7. 电话联系患者家属,告知家属患者准备离开麻醉恢复室回到病房,让家属在固定位置等候。

8. 备齐用物,至患者床边。再次核对患者。

9. 取下患者心电监护导联线,连接便携式 SpO_2 监测仪,妥善固定各引流管路,液体挂于输液架上,保证转运过程中输液及各管路通畅。

10. 整理患者衣物,协助患者取舒适体位,盖被,保暖,再次询问患者有无不适。

11. 与麻醉科医师一起护送患者回病房,转运途中注意观察患者的意识、生命体征、并保持输液及各引流管的通畅,保证转运途中的安全。

12. 患者转运到达病房后,协助病房责任护士将患者安全移至病床上,按照患者安全交接流程做好病情交接。

13. 离开病房时检查是否带回麻醉恢复室的所有物品,如氧气袋、简易呼吸器、转运床等。

14. 返回麻醉恢复室后,完成床单位的终末消毒处理。

15. 处理用物,洗手,取口罩。

(四) 注意事项

1. 操作过程中动作轻柔,注意保暖和保护患者隐私。

2. 转运过程中,注意观察患者面色,与患者沟通,了解其主观感受。

3. 转运时平稳慢行,避免震动,遇坡道时,保证头处于高处,避免产生不适感。

4. 操作中注意与患者保持沟通,注重人文关怀。

第七节 麻醉复苏患者安全交接流程

交接班是护理工作的一项重要环节,通过安全交接能够使护理工作保持连贯,使接班护士更准确、迅速了解患者病情,避免安全漏洞,减少护理风险的发生。

一、患者入麻醉恢复室交接流程

(一) 操作目的

1. 了解患者术前及术中情况,评估病情变化,及时观察处理。

2. 了解患者气道及插管情况,减少拔管并发症,降低再次气管插管的风险。

(二) 操作前准备

1. 患者准备 患者呼吸机辅助通气或已给予吸氧,各项监护已连接,生命体征平稳。

2. 环境准备 安静、整洁,温湿度适宜,光线充足。

3. 用物准备 呼吸机、呼吸机管道、心电监护仪、负压吸引器、吸氧装置、吸痰用物等、快速手消毒剂。

4. 护士准备 服装整洁、无配饰,头发整齐,指甲整洁。

(三) 操作步骤

1. 洗手,戴口罩。

2. 根据麻醉恢复室患者入室流程进行,连接呼吸机,连接心电监护仪。

3. 患者初步收治工作完成后与手术室护士进行交接,交接流程如下:

(1)核对患者腕带与病历上的姓名、住院号、性别、年龄、科别、诊断等信息是否一致。

(2)交接患者静脉通路位置,观察是否通畅及有无出血、红肿、渗漏等异常情况。

(3)交接患者各种引流管道深度,及是否有标识。

(4)清点患者的随身物品,如胸片、患者服、鞋袜等。查看是否与手术室护士记录的数目一致。

(5)与手术室护士共同评估患者全身皮肤情况,重点检查受压部位处皮肤完整性。

4. 与麻醉恢复室医师一起与手术间麻醉科医师进行交接班,交接内容包括:

(1)患者术前特殊情况,如听力障碍、失明等。

(2)围手术期用药情况:术前用药、麻醉诱导和维持用药、麻醉性镇痛药、肌松药、拮抗药、血管活性药物、支气管扩张药等。

(3)整个手术过程交班,如止血是否完善、引流管的处理、体位受限等。

(4)围手术期麻醉过程交班:特别是可能影响患者术后早期恢复过程的问题,如:不正常的生化指标、静脉穿刺困难、气管插管困难、术中血流动力学不稳定、心电图有异常变化等情况。

(5)围手术期出入量交班:输液、输血的种类和量、尿量及术中出血量等。

5. 检查病历中相关的各项记录单是否齐全(术前访视单、麻醉记录单、麻醉总结单、手术患者交接单等)。

6. 交接完成后,洗手,取口罩,在相应的交接记录单上签字确认。

(四) 注意事项

1. 交接过程中注意患者保暖,保护患者隐私。

2. 清醒患者,注意沟通,注重患者主观感受。

3. 妥善固定各种导管,防止意外脱管。

4. 全身麻醉带气管导管入麻醉恢复室的患者,入室时注意检查气管导管的插管深度,保持气道通畅。

二、与病房或 ICU 护士交接流程

(一) 操作目的

1. 安全转运患者至病房或 ICU,减少交接遗漏。

2. 减少护理风险事件发生。

(二) 操作前准备

1. 患者准备　患者生命体征平稳,无明显不适。

2. 环境准备　安静、整洁,温湿度适宜,光线充足。

3. 护士准备　服装整洁、无配饰,头发整齐,指甲整洁。

(三) 操作步骤

1. 洗手,戴口罩,穿外出衣、外出鞋或鞋套。

2. 遵医嘱按照患者转出流程将患者转运到达病房后,固定转运床,放下两侧床栏,协助病房管床护士将患者安全转移至病床上。

3. 协助病房护士为患者连接心电监护,吸氧。

4. 与病房管床护士核对患者腕带与病历上的姓名、住院号、性别、年龄、科别、诊断等信息是否一致。

5. 交接患者身体各处导管位置、名称。

6. 交接患者的手术方法、麻醉方法、围手术期生命体征变化及其他特殊情况,如与 ICU 护士进行交接,应重点交接患者入 ICU 原因及在麻醉恢复室病情变化、抢救情况。

7. 交接患者的随身物品,如胸片、患者服、鞋袜等。

8. 交接患者全身皮肤情况,重点交接受压部位处皮肤完整性。

9. 病房管床护士在麻醉总结单上签字。

(四) 注意事项

1. 交接过程中注意患者保暖,保护患者隐私。

2. 清醒患者,注意沟通,注重患者主观感受。

3. 妥善固定各种导管,防止意外脱管。

第八节　无痛内镜检查的护理配合

无痛内镜是麻醉技术与内镜检查的结合,是通过静脉输注安全、短效、可控性强的镇

静剂和/或镇痛剂,使患者处于浅睡眠的麻醉状态,从而提高患者的耐受力,降低应激反应。让患者在舒适无痛苦的睡眠过程中完成内镜检查与治疗操作,检查结束后患者在短时间内清醒,经观察后即可离开。内镜检查包括胃镜、肠镜、支气管镜和膀胱镜等侵入性诊疗。

（一）操作目的

1. 通过使用药物引起中枢镇静,达到检查目的,同时彻底消除患者的恐惧心理以及检查过程中的痛苦和不适感。

2. 使内镜医师不受患者难受、疼痛等感觉的影响,更全面、细致地进行内镜检查,为内镜医师创造详细诊断和彻底治疗的条件。

（二）操作前准备

1. 患者准备 麻醉前需禁水 2h,禁食 6~8h。由家属陪同,带上相关检查病历和报告、签署麻醉知情同意书。协助患者进入检查室。

2. 环境准备 安静、整洁,温湿度适宜,光线充足。

3. 用物准备

（1）药物准备:根据医嘱准备静脉麻醉药(例如 1% 的丙泊酚)及抢救药品(如去甲肾上腺素、多巴胺、阿托品等)。

（2）仪器准备:麻醉机、心电监护仪、喉镜,根据麻醉科医师要求准备困难气管插管所需的设备如纤维支气管镜等。

（3）用物准备:一次性吸痰管、口咽通气管、一次性使用呼吸回路、一次性麻醉面罩、一次性使用无菌注射器、合适型号的气管导管或喉罩、口垫、胶布以备插管需要、快速手消毒剂。

（4）其他:无菌治疗盘,无菌治疗巾,棉签,活力碘,75% 乙醇,医疗废物桶。

4. 护士准备 服装整洁、无配饰,头发整齐,指甲整洁。

（三）操作步骤

1. 双人核对患者身份信息。如有活动假牙取下,松开衣领、裤带,女性取下发夹及装饰物、松解内衣。确认患者在麻醉知情同意书上签字。进行心理辅导,消除患者顾虑。

2. 心电监护仪、除颤仪处于备用状态,评估患者静脉穿刺部位皮肤情况。

3. 洗手,戴口罩,准备用物。遵医嘱抽吸药物,所用药品仔细核对并做好标识。

4. 携用物至患者床旁,再次核对患者信息。

5. 按照心电监护仪的使用要求为患者连接心电监护仪,面罩给氧,调节合适氧流量。

6. 开放静脉通路,保持通畅,协助麻醉科医师实施镇痛治疗。遵医嘱缓慢匀速推注药物保持患者自主呼吸,给药后观察患者麻醉深度维持麻醉以保证患者无知觉和体动。若检查中出现咳嗽、躁动时需及时追加药物。

7. 实施镇痛治疗时全面观察患者,麻醉维持过程中密切观察心电监护、血压、SpO_2 及二氧化碳参数,一旦出现心律失常及低氧血症时及时给予处理。

8. 检查结束及时唤醒患者,协助患者取舒适体位,可抬高床头 30°~40°,保持呼吸道通畅。

9. 整理用物,按要求分类处理用物。

10. 洗手,取口罩,记录。

(四)注意事项

1. 凡进行无痛内镜检查的患者必须进行麻醉评估,并签署麻醉知情同意书。

2. 无痛内镜检查后可能出现头昏、恶心、血压下降等不良反应,大多数短时间观察后可自行恢复,24h 内不要驾驶机动车辆、进行机械操作和从事高空作业。

3. 重点关注老弱、困难气道、心脏病等患者,给予个体化用药。密切观察患者对内镜插入刺激的耐受程度,注意药物不良反应。

4. 预防术中胃食管内容物反流未被及时有效地处理而造成的误吸。如结肠镜检查困难需要改变患者体位或按压腹部时,尽量轻柔。避免按压胃部,警惕胃肠内容物反流。

5. 术后入麻醉恢复室严密监测,及时发现和处理呼吸抑制、误吸、术后低血压、恶心呕吐等不良事件。

6. 需要在家属陪同下离开,2h 后方可进食。

第九节　深静脉穿刺置管术的护理配合流程

深静脉穿刺置管术是临床上常见的一种重要的有创诊疗措施,经体表穿刺至相应的静脉,插入各种导管至大血管腔内或心腔,利用其测定各种生理学参数,同时也可为各种治疗提供直接便利路径,是急诊抢救和危重手术的创伤性血流动力学监测,以及临床输血输液扩容、输注全静脉营养液,也是安装临时起搏器的前提,是重症病房、疑难重症手术和救治危重患者不可缺少的手段。

(一)操作目的

1. 为严重创伤、休克、急性肾衰竭等危重患者,定期监测中心静脉压。

2. 为需长期静脉营养或经静脉抗生素治疗者置管。

3. 为需经静脉输入高渗溶液或强酸强碱类药物者置管。

4. 体外循环下各种心脏手术,预计手术中可能出现血流动力变化的大手术。

5. 经深静脉放置心脏起搏器。

(二)操作前准备

1. 患者准备　患者取合适体位。

2. 环境准备　安静、整洁,温湿度适宜,光线充足。

3. 用物准备　深静脉穿刺包,生理盐水 500ml,活力碘,2% 盐酸利多卡因注射液

10ml,无菌透明敷贴一张(穿刺包内有可不备),一次性无菌手套,无菌手术衣,快速手消毒剂。

4. 护士准备　服装整洁、无配饰,头发整齐,指甲整洁。

(三) 操作步骤

1. 麻醉科医师和护士核对患者身份,评估并选择合适的穿刺部位。

2. 向患者/家属解释讲明置管目的、意义、注意事项、操作过程和并发症,与患者/家属签署知情同意书,协助患者进入治疗室。

3. 洗手,戴口罩,准备用物。

4. 携用物至患者床旁,再次核对患者身份信息。

5. 观察患者意识及生命体征,协助患者取适当体位。锁骨下深静脉患者取仰卧位,右肩垫高,头偏向对侧,使锁骨上窝暴露出来;颈内深静脉患者平卧头后仰位,患者头部转向穿刺深静脉对侧;股静脉患者取仰卧位,膝关节微弯曲,臀部稍微垫高,髋关节伸直,并稍微外展外旋。

6. 熟悉穿刺置管部位静脉的解剖和走行方向,严格执行无菌技术操作,助手穿无菌手术衣,戴无菌手套,协助操作者穿无菌手术衣,铺无菌单,保障无菌区域。

7. 将活力碘、生理盐水倒入弯盘内,协助操作者抽吸利多卡因注射液,注意无菌操作。

8. 严密观察病情变化,操作中关心患者,适当约束躁动不安的患者,必要时遵医嘱用小剂量镇静剂。

9. 置管成功后见回血,协助麻醉科医师用 20ml 生理盐水脉冲式冲管。

10. 固定导管,确认导管通畅后,再次消毒穿刺点及周围皮肤,将体外导管放置呈"S"形或"L"形弯曲,用无菌纱布及无菌透明敷贴覆盖固定穿刺点并妥善固定导管连接器部位和导管。

11. 标注导管,在透明敷料注明导管的型号、种类、置管深度、日期和时间、操作者姓名。

12. 脱手套、手术衣,再次核对患者身份。

13. 清理用物,向患者或家属交代注意事项,观察患者有无不适反应。

14. 分类处理用物。

15. 洗手、取口罩,记录。

(四) 注意事项

1. 严格无菌操作,置管后要观察滴数,如果发现滴数很慢,应仔细检查导管固定是否恰当,有无打折后移动。如导管不能顺利抽得回血,可能导管脱出,或有血凝块,应考虑重新置管。

2. 避免同一部位反复穿刺形成血肿。要观察液体泄漏的情况,如果发现导管破裂,及时更换导管。

3. 置管后 24h 内更换敷贴 1 次,以后每 7d 更换 1 次。如穿刺点有红肿分泌物及敷料潮湿时,应及时更换。

4. 注意防止导管脱出。

第十节 动脉穿刺置管术的护理配合流程

动脉穿刺置管术是将动脉导管置入动脉内直接测量动脉内血压的方法,适用于各类危重患者,复杂的大手术,体外循环心内直视术,需要低温和控制性降压的手术,严重低血压,休克等反复测量血压、测量血气分析,呼吸心脏停搏后不能行无创测压者。一般选用桡动脉或股动脉。

(一) 操作目的

1. 实时监测患者的动脉血压。

2. 指导安全用药,特别是便于血管活性药的应用。

3. 可重复采集血气标本,减少患者痛苦。

(二) 操作前准备

1. 患者准备 患者取合适体位。

2. 环境准备 安静、整洁,温湿度适宜,光线充足。

3. 用物准备 治疗车上层:治疗盘、静脉留置针(成人选用18~20G、小儿22G、婴儿24G)、托手架、小垫枕、一次性无菌透明敷贴、活力碘、快速手消毒剂、无菌手套、无菌巾、无菌洞巾、纱布、肝素冲洗液(含1~2U/ml肝素)、三通;治疗车下层:医疗废物桶、生活垃圾桶、锐器盒。

4. 护士准备 服装整洁、无配饰,头发整齐,指甲整洁。

(三) 操作步骤

1. 双人核对患者身份。

2. 向患者解释检查目的和注意事项,评估并选择合适的穿刺部位。

3. 洗手,戴口罩,准备用物。

4. 携用物至患者床旁,再次核对患者信息。

5. 根据穿刺部位协助患者取舒适体位。确认穿刺点,暴露穿刺部位,下垫小垫枕。

6. 洗手,戴无菌手套,将无菌巾铺于小垫枕上,以穿刺点为中心螺旋消毒,消毒范围在8cm以上,待干。铺无菌洞巾,保障无菌区域。协助操作者穿无菌衣,戴无菌手套。

7. 协助操作者操作,传递无菌物品,注意无菌要求。

8. 严密观察病情变化,操作者置管成功后,协助麻醉科医师用肝素液脉冲式冲管。

9. 固定导管,确认导管通畅后,再次消毒穿刺点及周围皮肤,用无菌小纱布及无菌透明敷贴覆盖固定穿刺点并妥善固定导管连接器部位和导管。

10. 标注导管,在透明敷料注明导管的型号、种类、置管深度、日期和时间、操作者姓名。

11. 脱手套,再次核对患者身份。

12. 清理用物,向患者或家属交代注意事项,观察患者有无不适反应。

13. 分类处理用物。

14. 洗手,取口罩,记录。

（四）注意事项

1. 严格无菌操作,每次经测压管抽取动脉血后,应立即用肝素盐水进行快速冲洗,以防凝血,管道内如有血块堵塞时应及时抽出,切勿将血块推入,以防发生动脉栓塞。

2. 防止管道漏液,妥善固定延长管及测压肢体,防止导管受压或扭曲,穿刺针与测压管均应妥善固定,以防被患者拔出。

3. 置管后 24h 内更换敷贴 1 次,以后每 7d 更换 1 次。如穿刺点有红肿分泌物及敷料潮湿时及时更换。

4. 测压管道系统始终保持无菌状态。

5. 在调试零点、取血等操作过程中严防气体进入动脉内造成气栓形成。

（陈庆红　胡少飞　孙翠翠　窦法丽）

参 考 文 献

［1］李小寒, 尚少梅. 基础护理学 [M]. 7 版. 北京: 人民卫生出版社, 2022.

［2］李乐之, 路潜. 外科护理学 [M]. 7 版. 北京: 人民卫生出版社, 2022.

［3］李文志, 姚尚龙. 麻醉学 [M]. 4 版. 北京: 人民卫生出版社, 2018.

［4］陈孝平, 汪健平. 赵继宗 [M]. 外科学. 9 版. 北京: 人民卫生出版社, 2018.

［5］郭曲练, 姚尚龙. 临床麻醉学 [M]. 4 版. 北京: 人民卫生出版社, 2016.

［6］郭政, 王国年. 疼痛诊疗学 [M]. 4 版. 北京: 人民卫生出版社, 2016.

［7］隽兆东, 张蕊. 麻醉技能学 [M]. 北京: 人民卫生出版社, 2019.

［8］刘保江, 晁储璋. 麻醉护理学 [M]. 北京: 人民卫生出版社, 2013.

［9］邓小明, 姚尚龙, 于布为, 等. 现代麻醉学 [M]. 5 版. 北京: 人民卫生出版社, 2021.

［10］刘克玄. 围术期液体管理核心问题解析 [M]. 北京: 人民卫生出版社, 2018.

［11］中华医学会麻醉学分会. 2020 版中国麻醉学指南与专家共识 [M]. 北京: 人民卫生出版社, 2020.

［12］中华医学会麻醉学分会. 2020 版中国麻醉学快捷指南 [M]. 北京: 人民卫生出版社, 2020.

［13］邓曼丽, 常丹丹. 实用麻醉护理技术操作规范 30 项 [M]. 北京: 科学出版社, 2018.

［14］龚仁蓉, 张平, 殷小容. 麻醉护理专科护士培训手册 [M]. 成都: 四川大学出版社, 2023.

［15］张可贤, 杨青. 麻醉科专科护士实操手册 [M]. 长春: 吉林大学出版社, 2020

［16］邓曼丽, 何丽. 麻醉恢复室规范化护理工作手册 [M]. 北京: 科学出版社, 2017.

［17］陈旭素, 黄毓婵. 麻醉科护理基本知识与技术 [M]. 北京: 人民军医出版社, 2015.

［18］陈慕瑶, 陈旭素, 丁红. 麻醉专业护理技能培训手册 [M]. 北京: 科学出版社, 2020.

［19］罗健, 曲莲莲. 麻醉恢复室护士必读 [M]. 武汉: 湖北科学技术出版社, 2017.

［20］阮满真, 黄海燕. 现代麻醉恢复室手册 [M]. 北京: 人民军医出版社, 2015.